AF388081

Luisa Faller

Säuglingsnahrung bei atopischer Dermatitis

Bachelor + Master
Publishing

**Faller, Luisa: Säuglingsnahrung bei atopischer Dermatitis, Hamburg, Bachelor +
Master Publishing 2013**
Originaltitel der Abschlussarbeit: Säuglingsnahrung bei atopischer Dermatitis

Buch-ISBN: 978-3-95684-018-0
PDF-eBook-ISBN: 978-3-95684-518-5
Druck/Herstellung: Bachelor + Master Publishing, Hamburg, 2013
Covermotiv: © Kobes · Fotolia.com
Zugl. Fachhochschule Fulda, Fulda, Deutschland, Bachelorarbeit, Juni 2013

Bibliografische Information der Deutschen Nationalbibliothek:
Die Deutsche Nationalbibliothek verzeichnet diese Publikation in der Deutschen
Nationalbibliografie; detaillierte bibliografische Daten sind im Internet über
http://dnb.d-nb.de abrufbar.

INHALTSVERZEICHNIS

ABBILDUNGSVERZEICHNIS

TABELLENVERZEICHNIS

AA	Arachidonsäure
AAP	American Academy of Pediatrics
AD	Atopische Dermatitis
ALA	Alpha-Linolensäure
AWMF	Arbeitsgemeinschaft der Wissenschaftlichen Medizinischen Fachgesellschaften e.V.
BfR	Bundesinstitut für Risikobewertung
CI	Cofidence Interval
CMA	Cow's milk protein allergy
DHA	Docosahexaensäure
DRAGMA	Diagnosis and Rationale for Action against Allergies
EPA	Eicosapentaensäure
ESL	Extended Shelf Life
ESPACI	European Society for Pediatric Allergy and Clinical Immunology
FOS	Fructooligosaccharide
GINI	German Infant Nutritional Intervention Study
GOS	Galaktooligosaccharide
IgA	Immunglobulin A
IgE	Immunglobulin E
KOALA	Kind, Ouders en gezondheid: Aandacht voor Leefstijl en Aanleg (aus dem Niederländischen übersetzt: Kinder, Eltern und Gesundheit: Lebensstil und genetische Veranlagung)
LA	Linolsäure
MeSH	Medical Subject Heading
MUFA	Monounsatturated Fatty Acid
OR	Odd Ratio
PARSIFAL	Prevention of allergy risk factors for sensitization in children related to farming and anthroposophic lifestyle
RCT	Randomisierte kontrollierte Studie

RR	Risk Ratio
sIgA	Sekretorisches Immunglobulin A
WAO	World Allergy Organization
WHO	World Health Organization
DARC	Danish Allergy Research Centre Cohort
AAP	American Academy of Pediatrics
SP-EAACI	Section on Pediatrics, European Academy of Allergology and Clinical Immunology
PICO	Patient, Intervention, Comparison, Outcome
DBIS	Datenbankinfosystem
SCORAD	SCOring Atopic Dermatitis
KiGGS	Studie zur Gesundheit von Kindern und Jugendlichen in Deutschland
USA	United States of America

1. EINLEITUNG

„[…] Jedes Muttertier produziert eine Milch, die den jeweiligen Bedürfnissen und dem Alter des Säuglings entspricht." (Collier 2000, S. 28) Dies lässt sich auch auf den Mensch übertragen: „Die Muttermilch enthält alle lebensnotwendigen, die Gesundheit garantierenden und nicht zu ersetzenden Vitalstoffe, die das Fabrikpräparat Kunstmilch nicht aufweisen kann." (Bruker und Jung 2010, S. 61) Als Ersatzmilch wird standardmäßig Kuhmilchsäuglingsnahrung verabreicht. „Das erste und wichtigste Ausscheidungsorgan ist die Haut. Darum leiden gerade Kinder, deren Funktionen noch auf natürliche Art und Weise ablaufen, an Krankheiten die mit Hauterscheinungen verbunden sind […]", begründet die Autorin die allergischen Symptome bei Säuglingen nach der Gabe von Kuhmilchsäuglingsnahrung (Collier 2000, S. 39). Diese außern sich in Form chronischer Entzündungen mit wiederkehrenden Schüben und werden als atopische Dermatitis (AD)[1] bezeichnet (Wichmann et al. 2012, S. 315).

Zur Ernährung von Neugeborenen[2] mit AD sollte eine individuell abgestimmte Säuglingsnahrung ausgewählt werden, die zusätzlich an eine eventuell vorliegende Kuhmilchproteinallergie angepasst ist. Da etwa ein Drittel der Kinder mit AD ebenfalls an einer Kuhmilchproteinallergie leiden, ist der Einsatz von Kuhmilchsäuglingsnahrung nur eingeschränkt möglich (Wichmann et al. 2012, S. 315). In diesem Fall sind reduziert allergene, hydrolysierte oder aminosäurebasierte Säuglingsnahrungen angebracht. Statt Säuglingsnahrung zu verwenden besteht die Option des Stillens. Die Empfehlungen bezüglich der Stilldauer oder dem Ersatz von Muttermilch durch Säuglingsnahrung sind kontrovers. Inwieweit Stillen oder ein spezielles Säuglingsnahrungsprodukt zur Behandlung der AD empfohlen wird, ist in der verwendeten Literatur nicht eindeutig belegt. Es ist ebenfalls fraglich, ob eine Restriktionsdiät der stillenden Mutter unter Ausschluss allergener Lebensmittel die atopische Dermatitis des Säuglings beeinflussen kann, oder ob eine Restriktionskost des Säuglings selbst angemessen ist. Die Forschungsarbeit hierzu ist laut Fachliteratur bisher nicht ausreichend. Der vorliegenden Arbeit liegt die Fragestellung zu Grunde, welche Kriterien Säuglingsnahrungen in ihrer Zusammensetzung erfüllen müssen, um zur Prävention und Behandlung der AD angemessen zu sein. Außerdem wird untersucht, ob Muttermilch der künstlich hergestellten Säuglingsnahrung vorzuziehen ist und ob handelsübliche Säuglingsnahrungen in ihrer Wirksamkeit zur AD-Behandlung als ausreichend zu bewerten sind.

---

[1] Im Folgenden wird die Abkürzung AD für atopische Dermatitis und deren Synonyme verwendet.

[2] Zur Vereinfachung wird in dieser Arbeit immer die männliche Form verwendet, welche die weibliche Person automatisch einschließt.

In dieser Arbeit werden Forschungserkenntnisse zu Anreicherungsmethoden von Säuglingsnahrungen zusammengetragen, um die Behandlung der AD durch Säuglingsnahrungen zu optimieren. Außerdem wird der projektive Effekt des Stillens mit der Wirkung speziell angepasster Säuglingsnahrungen im Bezug auf AD verglichen. Es wird analysiert, ob speziell angepasste Säuglingsnahrungen zur Krankheitsvorbeugung oder -linderung führen.

Hierfür wird Literatur wissenschaftlicher Online-Datenbanken medizinischer Fachrichtung der letzten fünf Jahre untersucht. Dabei werden die Schwerpunkte auf AD, Säuglingsnahrung und Kuhmilchproteinallergie gelegt. Ausgeschlossen werden die medikamentöse Behandlung der AD sowie der Einfluss von Umweltfaktoren auf den Krankheitsverlauf beziehungsweise -ausbruch. Es werden vor allem systematische Übersichtsartikel, Meta-Analysen und randomisierte placebokontrollierte Doppeltblindstudien analysiert. Zusätzlich werden allgemeine Übersichtsarbeiten, Leitlinien, Ärzteempfehlungen und weitere Zeitschriftenartikel betrachtet.

Einführend werden die Symptome und die Häufigkeit der atopischen Dermatitis beschrieben und der Bezug zur Kuhmilchproteinallergie hergestellt. Bei AD eingesetzte allergenreduzierte Säuglingsnahrungen werden aufgeführt und in ihrer präventiven und therapeutischen Wirkung bewertet. Inhaltsstoffe, die eine hemmende Wirkung auf die Krankheitsentstehung oder einen positiven Einfluss auf den Krankheitsverlauf haben, werden dargestellt. Darüber hinaus wird der Einfluss mütterlicher Ernährung, der Stillpraxis und der Lebensmitteleinführung beim Kind erläutert. Abschließend werden Behandlungs- und Anreicherungsmethoden der Säuglingsnahrungen bewertet. Die kontroversen Empfehlungen und heterogenen Studienergebnisse werden eingeordnet, um Schlussfolgerungen für eine bestmögliche Ernährung bei atopischer Dermatitis zu ziehen.

2. THEORETISCHE GRUNDLAGEN

2.1 ATOPISCHE DERMATITIS IM SÄUGLINGSALTER

Die AD tritt bevorzugt im Säuglingsalter auf. Sie äußert sich als erste Krankheitsform der Atopie, die bis ins Erwachsenenalter bestehen kann (Robert Koch-Institut (Hrsg) 2008, S. 16; Suh et al. 2011, S. 1152). Die vorliegende Arbeit befasst sich mit der seit Geburt vorliegenden- oder im ersten Lebensjahr durch Säuglingsnahrung beziehungsweise Muttermilchgabe ausgelösten AD. Hierzu wird die Krankheit näher erläutert, der Bezug zur gleichzeitig auftretenden Kuhmilchproteinallergie gezogen und die Notwendigkeit der Verwendung speziell angepasster Säuglingsnahrungen erläutert.

2.1.1 DEFINITION

Die AD wird auch als Neurodermitis, atopisches Ekzem oder als endogenes Ekzem bezeichnet (Binder 2008, S. 26; Robert Koch-Institut (Hrsg) 2008, S. 20). Atopisches Ekzem und atopische Dermatitis werden oft synonym verwendet, wobei das atopische Ekzem immer Immunglobulin E- (IgE) vermittelt ist (Schofield und Grindlay 2009, S. 85). Die AD kann IgE-vermittelte und nicht-IgE-vermittelte Hautreaktionen aufzeigen (Fiocchi et al. 2010, S. 1121). Atopie steht für eine größtenteils erblich bedingte IgE-Überproduktion (Robert Koch-Institut (Hrsg) 2008, S. 15). AD ist das erste klinische Zeichen einer Atopie, gefolgt von Lebensmittelallergien (Campbell 2012, S. 1059; Spergel 2010, S. 104). Allergien sind eine „übermäßige Reaktionsbereitschaft des Immunsystems gegenüber körperfremden, eigentlich unschädlichen Substanzen" (Robert Koch-Institut (Hrsg) 2008, S. 15). AD stellt keine einfache Krankheit, sondern eine Häufung mehrerer Krankheiten dar (Bath-Hextall et al. 2008, S. 3). Die gleichzeitige Kuhmilchproteinallergie kommt besonders häufig vor, da AD im Säuglingsalter meist nach Aufnahme von Kuhmilch erscheint (Fiocchi et al. 2010, S. 1121).

2.1.2 SYMPTOME

AD äußert sich akut durch Rötungen, Schuppen und Blasen oder chronisch durch schubweise auftretende, oberflächliche Hautbeschädigung, Hautverdickung und veränderter Hautpigmentierung, begleitet von intensivem Juckreiz (Bath-Hextall et al. 2008, S. 2 f.; Robert Koch-Institut (Hrsg) 2008, S. 15). Die Haut ist stark trocken (Watkins 2010, S. 214). Dabei sind vorwiegend die Ellenbogen- und Kniefalten sowie das Gesicht und der Nacken, teilweise aber auch der ganze Körper betroffen (Bath-Hextall et al. 2008, S. 3). AD entsteht zumeist in frühen Kindheitsjahren, mit verstärkten Symptomen bei Säuglingen (Jäger und Vieths 2008, S. 196; Suh et al. 2011, S. 1152). Juckreiz tritt unabhängig vom Alter auf (Bath-Hextall et al. 2008, S. 3; Watkins 2012, S. 450).

2.1.3 ERKRANKUNGSHÄUFIGKEIT

Weltweit sind zehn bis zwanzig Prozent der Kinder an AD erkrankt, mit steigender Häufigkeit in Industrienationen (Ngatu et al. 2012, S. 597). Laut Robert Koch-Institut leiden 7,5 Prozent der null- bis siebzehnjährigen Deutschen an AD (Robert Koch-Institut (Hrsg) 2008, S. 16, 18). Der Median des Krankheitsbeginns liegt in Schweden bei vier Monaten. Im sechsten Lebensmonat erkranken knapp 14 Prozent und im ersten Lebensjahr fast 21 Prozent der schwedischen Säuglinge an AD (Alm et al. 2009, S. 12). Bei 85 Prozent der Erkrankten zeigt sich AD im ersten Lebensjahr (Watkins

2012, S. 450). Im Alter von zwei Jahren erkranken knapp 14 Prozent der untersuchten Kinder im Vereinigten Königreich, wobei 27,7 Prozent davon gleichzeitig sensibilisiert sind (Notenboom et al. 2011, S. 410). Kinder mit allergieerkrankten Eltern sind vermehrt betroffen. Der stärkste Risikofaktor für AD ist die familiäre Vorerkrankung mit Atopien, besonders die AD der Eltern (Alm et al. 2009, S. 13; Robert Koch-Institut (Hrsg) 2008, S. 18 f.; Vandenplas 2010, S. 356). Zum Jugendalter bildet sich die Krankheit in der Regel zurück (Robert Koch-Institut (Hrsg) 2008, S. 16).

2.1.4 NAHRUNGSMITTELALLERGENE ALS KRANKHEITSAUSLÖSER

Lebensmittelallergien, vor allem die Kuhmilchproteinallergie, treten am häufigsten im ersten Lebensjahr auf (Zachariassen et al. 2011, S. 515). Kinder mit Nahrungsmittelallergie leiden fast immer an AD. Von den primär an AD erkrankten Kindern, leiden laut „Danish Allergy Research Centre Cohort" (DARC)[3] jedoch weniger als 15 Prozent an Lebensmittelallergien (Eller et al. 2009, S. 1028). Die frühzeitige Lebensmittelsensibilisierung zeigt einen signifikanten Zusammenhang mit der AD, da die Mehrheit der AD-erkrankten Kinder gleichzeitig an einer IgE-vermittelten Nahrungsmittelallergie leiden (Heratizadeh et al. 2011, S. 284 f., 2012, S. 315 f.). Die meisten Lebensmittelunverträglichkeiten im Säuglingsalter sind IgE-vermittelt (Eller et al. 2009, S. 1028). Starke IgE-vermittelte Antikörperbildung gegen Lebensmittelallergene führt zu besonders schwerer AD (Wichmann et al. 2012, S. 316). Es besteht laut DARC ein signifikanter Zusammenhang zwischen der AD-Manifestation bis zum sechsten Lebensjahr und der IgE-Antikörperbildung gegen Nahrungsmittel vom dritten bis zum achtzehnten Lebensmonat (Wichmann et al. 2012, S. 316 f.). Bei Säuglingen die vor dem dritten Lebensmonat an AD erkranken ist das Risiko einer Lebensmittelallergie am höchsten. Bei den Betroffenen löst die Lebensmittelallergie das Ekzem aus (Heratizadeh et al. 2011, S. 285 f.). Bei Frühgeburten mit einem unvollständig entwickelten Darm besteht ein erhöhtes Risiko Lebensmittelallergene zu resorbieren und dadurch Lebensmittelallergien zu entwickeln (Zachariassen et al. 2011, S. 519).

Es liegen drei klinische Reaktionsmuster bei AD-Erkrankten mit Lebensmittelallergien vor:

1. Unmittelbare, sofort eintretende Krankheitszeichen

2. Einzeln auftretende, späte Krankheitszeichen

---

[3] Die Geburtskohorte beinhaltet 562 dänische Kleinkinder, anhand denen eine prospektive Studie mit Follow-up durchgeführt wurde (Näheres siehe Eller et al. 2009).

3. Kombinierte, chronische und akute Krankheitszeichen (Heratizadeh et al. 2011, S. 284).

Die Nahrungsmittelallergie äußert sich, besonders bei Kindern, durch allergische Sofortreaktionen und allgemein durch Verschlechterung der AD (Werfel et al. 2009, S. 266; Wichmann et al. 2012, S. 315). Die am häufigsten Allergien auslösenden Lebensmttel sind Hühnerei, Kuhmilch, Soja, Weizen und Erdnüsse (Kurowski und Boxer 2008, S. 1679; Wichmann et al. 2012, S. 315). Die Kuhmilchproteinallergie wird wegen besonderer Relevanz in den ersten Lebensjahren im Folgenden detailliert behandelt.

2.2 KUHMILCHPROTEINALLERGIE

Zwei Drittel der Lebensmittelallergien werden durch Milch verursacht (Eller et al. 2009, S. 1025). Kuhmilch stellt das erste und häufigste Lebensmittelallergen dar, welches der Säugling verabreicht bekommt (Campbell 2012, S. 1058; Eller et al. 2009, S. 1025). Parallel ist Kuhmilch, nach der Muttermilch, das Nahrungsmittel mit der höchsten ernährungsphysiologischen Bedeutung in den ersten Lebensjahren (Niggemann 2012, S. 288). Bei einer Kuhmilchproteinallergie ist vor allem das hitzestabile Casein allergieauslösend, woraus 80 Prozent des Kuhmilcheiweißes besteht (Bundesinstitut für Risikobewertung 2009, S. 1). Ebenfalls allergieauslösend ist beta-Laktoglobulin und in geringerem Maß alpha-Laktalbumin. Meist liegt eine Sensibilisierung gegen mehrere Milchallergene vor (Jäger und Vieths 2008, S. 193). Bei AD ist die Kuhmilchproteinsensibilisierung stärker ausgeprägt als bei anderen Atopieformen (Chen et al. 2012, S. 6). Beta-Laktoglobulin ist denaturiert allergieauslösender als in nativem Zustand. Beim hitzelabilen Laktalbumin trifft dies nur teilweise zu (Jäger und Vieths 2008, S. 194). Auch das in der Milch vorkommende Enzym Lactoferrin kann zu Allergien führen (Jäger und Vieths 2008, S. 195). In den westlichen Ländern löst Casein am häufigsten Allergien aus (Chen et al. 2012, S. 5). Die Kuhmilchproteinallergie bleibt bei Gabe hitzebehandelter Milch erhalten (Fiocchi et al. 2010, S. 16 f.). Ob und inwiefern allergieauslösende Milchproteine durch Erhitzungs- und Verarbeitungsverfahren ihr allergenes Potential verändern, ist nicht bekannt (Bundesinstitut für Risikobewertung 2009, S. 1). Kuhmilchproteinallergie und AD sind nicht dieselbe Krankheit, es besteht jedoch ein starker Zusammenhang. So führt Kuhmilchverzehr zu Verschlechterungen der AD (Niggemann 2012, S. 289; Rancé 2008, S. 283). Außerdem steht die Sensibilisierung gegen Kuhmilch in Korrelation mit der Entstehung der AD. Von den Teilnehmern der „German Infant Nutrition Intervention" Kohorte (GINI)[4] erkranken 23

---

[4] Die Langzeitstudie zur Allergieprävention untersucht seit 1996 den Einfluss der Säuglingsnahrung auf die Allergieentstehung anhand 2252 Neugeborener mit erhöhtem Allergierisiko in Deutschland. Es handelt

Prozent der Milchsensibilisierten und zehn Prozent der Nicht-Sensibilisierten im sechsten Lebensjahr an AD (Brockow et al. 2009, S. 181). Klinische Symptome treten schon bei geringsten Verzehrsmengen kuhmilchbasierter Säuglingsnahrung oder Muttermilch auf (Bundesinstitut für Risikobewertung 2009, S. 2; Järvinen und Chatchatee 2009, S. 251). Die Kuhmilchunverträglichkeit kann nicht nur kuhmilchernährte Säuglinge, sondern auch ausschließlich gestillte betreffen (Fiocchi et al. 2010, S. 3). Die Kuhmilchproteinallergie des Säuglings kann bereits durch den mütterlichen Verzehr von einem Glas Milch pro Tag ausgelöst werden (Ngamphaiboon et al. 2008, S. 203). Die Aufnahme von Kuhmilchprotein nach der Geburt führt laut thailändischer Studie zu Symptomen bei Säuglingen, da deren Darmabwehrmechanismus und Immunglobulin A- (IgA) Sekretion noch im Aufbau sind (Ngamphaiboon et al. 2008, S. 199). Das mediane Alter der Kuhmilchtoleranz liegt in Korea bei 67 Monaten, wenn der Säugling an AD leidet (Suh et al. 2011, S. 1152). Der klinischen Studie von Suh et al. zufolge, vertragen 9,6 Prozent der zweijährigen und 43,3 Prozent der fünfjährigen Kleinkinder aus Korea Kuhmilch (n = 115) (2011, S. 1154). Die Kuhmilchproteinallergie betrifft in Thailand vorwiegend Kinder, deren Mütter hohe Mengen an Milchprodukten während der Schwangerschaft verzehren. Kuhmilch stellt dort kein gängiges Lebensmittel dar, der erhöhte Konsum bedingt die Sensibilisierung der Schwangeren und des Säuglings (Ngamphaiboon et al. 2008, S. 199 f.). Die Einführung von Kuhmilch vor dem ersten Lebensjahr ist in der Türkei ein signifikanter Risikofaktor für die Atopieentstehung (p < 0,05), wie die klinische Studie von Özmert et al. mit 109 Probanden zeigt (2009, S. 105). Im Gegensatz dazu hat laut litauischer Geburtskohorte "Alergemol" die mütterliche Ernährung während der Schwangerschaft keine signifikante Auswirkung auf die Bildung von Lebensmittelallergien beim Kind (n = 1558, p > 0,05) (Dubakiene et al. 2012, S. 5).

Nicht alle Kuhmilchunverträglichkeiten sind auf eine Allergie zurückzuführen (Fiocchi et al. 2010, S. 3). Von den Kuhmilchunverträglichkeiten sind 40 Prozent nicht IgE vermittelt, also nicht immunologisch bedingt (Jäger und Vieths 2008, S. 197). Zu diesen Unverträglichkeiten zählt die Laktose-Intoleranz (Bundesinstitut für Risikobewertung 2009, S. 1). Die familiäre Allergievorgeschichte, die kuhmilchspezifische IgE-Konzentration beim ersten Kontakt beziehungsweise der ersten Aufnahme, der gesamte IgE-Serumspiegel und der kuhmilchspezifische IgE-Spiegel nehmen in den ersten zwei Lebensjahren Einfluss auf die Erkrankung des Säuglings (Suh et al. 2011, S. 1154). Gegen die Kuhmilchproteinallergie kann im höheren Alter eine Toleranz entwickelt

---

sich um eine prospektive randomisierte Doppeltblindstudie mit Follow-up bis zum sechsten Lebensjahr (Näheres hierzu siehe www.ginistudie.de, Revisionsdatum 31.05.13).

werden (Chen et al. 2012, S. 6). Bis zum Schulbeginn bilden sich die Symptome bei 50 bis 80 Prozent der Allergieerkrankten zurück (Wichmann et al. 2012, S. 316). Die Krankheit ist parallel zur AD besonders relevant im Säuglingsalter.

2.3. EINFLUSS DER MÜTTERLICHEN ERNÄHRUNG UND STILLDAUER AUF DIE ATOPISCHE DERMATITIS

Im Folgenden wird der Einfluss der Muttermilch und mütterlichen Ernährung während der Schwangerschaft und Stillzeit im Hinblick auf die Prävention der AD des Säuglings analysiert.

2.3.1. AUSWIRKUNG DES STILLENS AUF DIE ATOPISCHE DERMATITIS DES SÄUGLINGS

Der Einfluss des Stillens auf die AD wird in der Fachliteratur kontrovers diskutiert. Zahlreiche Autoren bewerten das Stillen positiv. Der Meta-Analyse von Alexander et al. zufolge wirkt Stillen primär und sekundär präventiv und gewährt zusätzliche Gesundheitsvorteile (2010, S. 429). Prävention wird hier als Krankheitshinauszögerung oder als Linderung der Symptome betrachtet. Deutscher Fachliteratur von Wichmann et al. entsprechend schützt Stillen vor AD, ungeachtet davon, ob ein hohes familäres Risiko vorliegt (2012, S. 319). Die Muttermilch fördert durch das enthaltene IgA die Entwicklung der Darmbarriere und regt die Immunantwort an. Zusätzlich wird durch Stillen die Aufnahme körperfremder Proteine herabgesenkt (Ngamphaiboon et al. 2008, S. 203). Es wird, besonders bei Säuglingen mit einem hohen Erkrankungsrisiko empfohlen, zu Stillen (Werfel et al. 2009, S. 269). Die vorbeugende Wirkung setzt gemäß der deutschen Langzeitstudie von Pohlabeln et al. erst ab einer Dauer von über vier Monaten ein, unabhängig von der genetischen Veranlagung. Bei Kindern atopischer Eltern hat Stillen die stärkste präventive Schutzwirkung (2010, S. 197). Der klinische Report der "American Academy of Pediatrics" (AAP)[5] zeigt, dass ausschließliches mindestens vier Monate langes Stillen im Vergleich zur intakten Kuhmilchsäuglingsnahrung das Aufkommen der AD und der Kuhmilchproteinallergie in den ersten zwei Lebensjahren verringert und einen vorbeugenden Effekt auf die Allergieentstehung ausübt (Greer et al. 2008, S. 188). Dem schließen sich weitere Autoren an (siehe Flohr et al. 2011, S. 1282, Williams et al. 2008, S. 379 f., Yang et al. 2009, S. 379). Die WHO empfiehlt ausschließliches Stillen bis zum sechsten- und weiterführendes Stillen bis zum 24. Lebensmonat (Lien und Goldman 2011, S. 1404). Durch Stillen entsteht ein Schutz vor

---

[5] Die AAP ist eine amerikanische Organisation beruflicher Vertreter mit Spezialisierung auf die Gesundheit von Kindern (siehe www.aap.org, Revisionsdatum 31.05.13).

viraler Infektion der Duncan und Sears zufolge zum verminderten AD-Vorkommen beiträgt (2008, S. 404).

Es liegen auch unklare Befunde aus Fachzeitschriften gegenüber dem Stillen vor (Greer et al. 2008, S. 188). In der deutschen Langzeitstudie von Pohlabeln et al. haben Säuglinge mit rein mütterlicher AD-Vererbung ein deutlich höheres Risiko Allergien zu entwickeln, wenn diese für mehr als vier Monate ausschließlich gestillt werden, im Vergleich zu reiner Muttermilchersatznahrung. Bei der väterlichen Veranlagung ist es genau umgekehrt. Das AD-Risiko sinkt signifikant, wenn für über vier Monate ausschließlich gestillt wird. In der Gesamtbetrachtung liegt keine eindeutige Risikoverminderung durch über vier Monate langes Stillen vor. Zweijährige über vier Monate ausschließlich gestillte Säuglinge ohne AD-Veranlagung haben dieser Geburtskohorte (n = 1685) zufolge ein signifikant höheres Atopierisiko als nicht gestillte (Pohlabeln et al. 2010, S. 195 f.). Ab dem sechsten Lebensmonat kann nach dem systematischen Review von Flohr et al. (n = 51119) kein signifikant schützender Effekt des ausschließlichen Stillens auf AD nachgewiesen werden. Die projektive Wirkung verliert ihre Signifikanz, wenn die Kinder mit AD-Manifestation vor dem zweiten Lebensjahr ausgeschlossen werden. Das Stillen über vier Monate und das verzögerte Entwöhnen wirken sich demnach insgesamt nicht positiv auf das AD-Risiko des Säuglings aus (Flohr et al. 2011, S. 1282, 1285). Die AD-Erkrankungszahlen erhöhen sich in der prospektiven Beobachtungsstudie einer dänischen Geburtskohorte signifikant, wenn die Stilldauer innerhalb der ersten zwei Lebensjahre steigt (Giwercman et al. 2010, S. 868). Eine prospektive Langzeitstudie von Alm et al. sowie die Publikation von Duncan und Sears zeigen keine schützende Wirkung der Muttermilch auf AD. Die dort hervorgehobenen, gesundheitsfördernden Effekte der Muttermilchbestandteile lassen sich so nicht eindeutig belegen, zumindest nicht was die AD-Entstehung betrifft (Alm et al. 2009, S. 11; Duncan und Sears 2008, S. 399). Des Weiteren zeigt Stillen in der koreanischen Querschnittsstudie von Han et al. nicht immer eine positive Wirkung auf AD bei Kindern mit hohem Risiko (2009, S. 332). Einer weiteren Meta-Analyse nach, steht dreimonatiges, ausschließliches Stillen nicht in signifikantem Zusammenhang mit einem reduzierten AD-Risiko und der AD-Entstehung bei Kindern mit familiärer Atopie (Yang et al. 2009, S. 380).

Die Auswirkungen des Stillens auf die AD des Kindes werden kontrovers diskutiert. Ob und welche Wirkung ausschließliches Stillen auf AD ausübt, ist weiterhin unklar (Lien und Goldman 2011, S. 1404 f.). Das problematische beim Vergleich der Studien ist, dass sich Stillen nicht randomisieren lässt und dadurch immer eine flexibel ausgelegte Variable sein wird (Greer et al. 2008, S. 185). Als Fazit folgt, dass ausschließliches

Stillen trotz strittiger Beweislage der Flaschenkost vorgezogen werden sollte, wie es Mišak (2011, S. 467) und die Fachgesellschaften der S3-Leitlinie empfehlen (Arbeitsgemeinschaft der Wissenschaftlichen Medizinischen Fachgesellschaften 2009, S. 2).

2.3.2 RESTRIKTIONSDIÄT DER MUTTER WÄHREND DER SCHWANGERSCHAFT UND STILLZEIT

Lebensmittelallergene die von der Mutter mit der Nahrung aufgenommen werden, finden sich teilweise in der Muttermilch wieder, da bei rund 50 Prozent aller Mütter Nahrungsbestandteile in die Muttermilch abgeben werden (Campbell 2012, S. 1061, Kurowski und Boxer 2008, S. 1684). Lack geht in seinem Review davon aus, dass der Einfluss der, während der Schwangerschaft aufgenommenen, allergenen Lebensmittel auf die AD nicht gesichert ist (2008, S. 1335). Es fehlen Daten mit signifikantem Zusammenhang der mütterlichen Restriktionsdiät während der Stillphase (Greer et al. 2008, S. 184). Die Notwendigkeit einer Lebensmittelrestriktion wird kontrovers diskutiert:

Untersuchungen von Kurowski und Boxer ergeben, dass sich bei gestillten Säuglingen das klinische Krankheitsbild verbessert, wenn die Mutter auf allergieauslösende Lebensmittel verzichtet. Aus diesem Grund sollten Mütter den Autoren zufolge Eier, Kuhmilch, Baumnüsse und Meerestiere meiden (2008, S. 1680, 1684). Apps und Beattie meinen, die Mutter sollte sich während sie stillt komplett milchfrei ernähren und eine Eliminationsdiät durchführen, wenn die von ihr aufgenommenen Nahrungsbestandteile während des Stillens zur Allergie des Säuglings führen (2009, S. 344). Wenn sich das klinische Krankheitsbild dadurch nicht bessert, ist die Restriktion nicht erforderlich (Werfel et al. 2009, S. 270). In Thailand zeigen sich bei Säuglingen weiterhin Symptome, selbst wenn die Mutter während des Stillens keine Kuhmilch aufnimmt. Besserungen treten auf, wenn das Stillen abgebrochen wird (Järvinen und Chatchatee 2009, S. 253). Die Darmfloraveränderung der Mutter hat hier zur Folge, dass deren Ernährung einen ungünstigen Einfluss auf die Atopie des Säuglings ausübt. Durch ungünstige Ernährungsgewohnheiten und den steigenden Verzehr entzündungsfördernder Fettsäuren erhöht sich die Darmwandpassage der Lebensmittelallergene, deren Eintritt in den mütterlichen Stoffwechsel und die Sensibilisierung des gestillten Säuglings (Dattner 2010, S. 37).

Im Gegensatz dazu steht das Ergebnis einer thailändischen Studie. Bei gestillten Säuglingen mit Kuhmilchproteinallergie bringt die Milchrestriktion der Mutter nur bei knapp sechs Prozent der Säuglinge eine Linderung der AD (Ngamphaiboon et al. 2008, S. 199). Das AD-Erkrankungsrisiko und der Schweregrad des Säuglings vermindern sich nicht durch Lebensmittelallergenverzicht während der Schwangerschaft und Stillzeit zeigt das Cochrane-Review von Kramer und Kakuma (2009, S. 7). Bei nicht selektierten AD-Fällen zeigt sich einem Cochrane-Review von Bath-Hextall et al. zufolge kein Erfolg in der AD-Prävention durch mütterliche Milchrestriktion. Auch ein allgemeiner Lebensmittelausschluss hat sich nicht bewährt (2008, S. 2). Es besteht beim Weglassen bestimmter Lebensmittel die Gefahr der Nährstoffunterversorgung des Säuglings, die sich durch keinen Heilungsfortschritt begründen lässt. In dem australischen Übersichtsartikel von Campbell wird das Fehlen solide durchgeführter Studien kritisiert, die eine Besserung der AD bei Verzicht auf bestimmte Lebensmittel in der Stillzeit belegen. Die Autorin empfiehlt den konsequenten mütterlichen Lebensmittelausschluss nur bei sehr jungen, schwer erkrankten Säuglingen (Campbell 2012, S. 1061 f.). Auch die Publikation der AAP weist auf einen Mangel an Wirksamkeitsnachweisen mütterlicher Auslassdiäten während der Schwangerschaft hin (Sicherer und Burks 2008, S. 30). Ein weiterer amerikanischer Bericht von Greer et al. Spricht ebenfalls dagegen, mütterliche Ernährungseinschränkungen während der Schwangerschaft oder Stillzeit durchzuführen (2008, S. 183).

Die Schlussfolgerung lautet, dass Auslassdiäten nur dann durchgeführt werden sollten, wenn diese genau geplant sind. Es wird empfohlen eine Ernährungsfachkraft zu Rate zu ziehen und die Wiedereinführung klar festzulegen (Campbell 2012, S. 1062). Die Wirkung einer Restriktionsdiät der Mutter auf die atopische Krankheit des Säuglings ist den aufgeführten Literaturquellen zufolge als nicht gesichert sinnvoll zu erachten.

2.4. STANDARD-SÄUGLINGSNAHRUNGEN BEI ATOPISCHER DERMATITIS

Säuglingsnahrungen können in drei Klassen unterteilt werden, abhängig von der Kaloriendichte, der Kohlenhydratquelle und der Proteinzusammensetzung (O' Connor 2009, S. 565). Im weiteren Verlauf wird die Einteilung nach der Proteinzusammensetzung vorgenommen. Die regulär verwendeten Säuglingsnahrungen unterscheiden sich je nach Hersteller im Proteingehalt und im Proteinspaltungsgrad. Jede Säuglingsnahrung ist somit unterschiedlich allergen (Szajewska und Horvath 2010, S. 424). Die enzymatische Proteinspaltung, auch als Hydrolyse bezeichnet, senkt die Allergenität zu differenzierten Stufen herab. Daraus resultieren unterschiedliche Wirkungen und Einsatzgebiete der Säuglingsnahrungen (Alexander et al. 2010, S. 242; Berg 2009, S. 241). Als Proteinquellen wird Casein oder Molkenprotein herangezogen (Berg 2009, S. 241). Die Kuhmilchproteine werden durch Enzyme, Ultrahocherhitzung und/ oder Ultrafiltration hydrolysiert. Partielle und extensive Hydrolyse führt zu unterschiedlichen Molekulargewichten und Allergenitäten (Berg et al. 2012, S. 33 f.). Allergien senkende Säuglingsnahrungen werden als hypoallergen bezeichnet (Alexander und Cabana

2010, S. 425). Eine hypoallergene Säuglingsnahrung muss von mindestens 90 Prozent der Betroffenen vertragen werden (Bahna 2008, S. 453). Dennoch entwickeln insgesamt 15 bis 65 Prozent der Kuhmilchallergiker Unverträglichkeitsreaktionen auf hypoallergene Flaschenkost. Die weite Spannbreite begründet sich dadurch, dass die Toleranz von der Proteinquelle, der Hydrolysemethode und der Allergie selbst abhängt (Jäger und Vieths 2008, S. 193).

2.4.1 TEILWEISE HYDROLYSIERTE SÄUGLINGSNAHRUNG

Nicht vollständig hydrolysierte Säuglingsnahrung aus Kuhmilchprotein wird für die tägliche Verwendung zur AD-Prävention gesunder Säuglinge empfohlen, auch wenn ihre Wirkung bezüglich der Allergieverminderung nicht gesichert ist (Alexander et al. 2010, S. 422; Jin et al. 2011, S. 689). Statt extensiv wird teilweise hydrolysierte Säuglingsnahrung als Standardsäuglingsnahrung bei ausbleibendem Stillen eingesetzt (Alexander et al. 2010, S. 428 f.). Bis zu zwei Jahre alte thailändische Säuglinge mit Kuhmilchproteinallergie, die gängige Kuhmilchsäuglingsnahrung nicht vertragen, tolerieren meist teilweise hydrolysierte Säuglingsnahrung. Die Symptome verschwinden zu 90 Prozent innerhalb von zwei Wochen, zeigt die klinische Studie von Ngamphaiboon et al. mit 382 Säuglingen (2008, S. 199). Bei Kindern ohne atopische Familiengeschichte sollten ebenfalls partielle Hydrolysate verwendet werden, da in der GINI-Kohorte durch die Verwendung ein eindeutiger Rückgang der Erkrankungen hervorgeht (Berg 2009, S. 244). Ein weiterer Vorteil der teilweise hydrolysierten Säuglingsnahrung ist die leichtere Verdaulichkeit im Vergleich zu konventioneller Kuhmilchflaschennahrung (Bahna 2008, S. 456). Wenn AD und Kuhmilchproteinallergie gleichzeitig vorliegen, erweist sich teilweise hydrolysierte Säuglingsnahrung nicht als empfehlenswert. Es können darin intakte Kuhmilchproteine, also immunogene Peptide, enthalten sein (Bahna 2008, S. 453, 456, Greer et al. 2008, S. 187). Bei Säuglingen die allergisch auf elterliche Proteine reagieren, lösen teilweise hydrolysierte Säuglingsnahrungen ebenfalls Allergien aus (Bahna 2008, S. 456). Von einer Gesundheitsschädigung ist durch die vorübergehende Aufnahme intakter Proteine jedoch nicht auszugehen (Vandenplas 2010, S. 357). Eine Alternative stellen die extensiv hydrolysierten Säuglingsnahrungen dar.

2.4.2 EXTENSIV HYDROLYSIERTE SÄUGLINGSNAHRUNG

Säuglingsnahrung aus extensiv hydrolysierten Proteinen wird bei proteinbezogener Intoleranz oder bei Lebensmittelallergien verwendet (Berg 2009, S. 244; O' Connor 2009, S. 566). Als routinemäßige Säuglingsnahrung wird extensiv hydrolysierte Ersatzmilch wegen des höheren Proteingehalts, der höheren Osmolarität, fehlender

Laktose und verminderter Schmackhaftigkeit im Vergleich zu teilweise hydrolysierter Säuglingsnahrung, selten bei klinisch gesunden Säuglingen eingesetzt (Alexander et al. 2010, S. 233). Der bittere Geschmack und der hohe Preis wirken sich nachteilig auf die Verwendung aus obwohl sie ernährungsphysiologisch an die Bedürfnisse des Säuglings angepasst ist (Bahna 2008, S. 455, Ngamphaiboon et al. 2008, S. 202 f.). Durch das geringere Molekulargewicht besteht ein vermindertes Allergenrisiko im Vergleich zu teilweise hydrolysierter Säuglingsnahrung (Vandenplas 2010, S. 357). Etwa 95 Prozent der Kuhmilchallergiker in den USA vertragen extensiv hydrolysierte Säuglingsnahrung, ohne dass sich die AD verschlechtert (Bahna 2008, S. 453 ff.). Falls sich AD durch die Nahrung des Säuglings verstärkt, sollte dieser laut Leitlinie der "Arbeitsgruppe Nahrungsmittelallergie" eine extensiv hydrolysierte Säuglingsnahrung erhalten (Werfel et al. 2009, S. 268). Obwohl der Anteil immunogener Proteine um drei bis 100 000 Mal geringer als in intakter Kuhmilch ist, verursacht die extensiv hydrolysierte Säuglingsnahrung teilweise sehr schwerwiegende Hautreaktionen (Bahna 2008, S. 454). Entwickeln Säuglinge mit schwerwiegender AD eine Intoleranz auf extensiv hydrolysierte Säuglingsnahrung, sollte der Einsatz abgebrochen werden (Lifschitz 2008, S. 58). In diesem Fall ist es erforderlich eine aminosäurebasierte Säuglingsnahrung zu verwenden, denn extensiv hydrolysierte und aminosäurebasierte Säuglingsnahrungen zeigen beide vergleichbare Symptomlinderung (Lifschitz 2008, S. 59, Koletzko et al. 2009, S. 691).

2.4.3 AMINOSÄUREBASIERTE SÄUGLINGSNAHRUNG

Synthetisch produzierte aminosäurebasierte Säuglingsnahrungen werden praktisch von allen Säuglingen vertragen. Auch bei Vorliegen einer Intoleranz gegen extensiv hydrolysierte Säuglingsnahrung werden diese toleriert, da Säuglingsnahrung aus Aminosäuren nicht allergen ist (Bahna 2008, S. 453; O' Connor 2009, S. 566). Sie ist besonders gut geeignet für Säuglinge mit schwerwiegender AD oder mit Symptomen bei ausschließlichem Stillen und meist an den Nährstoffbedarf angepasst (Bahna 2008, S. 455, Lifschitz 2008, S. 59). Auch diese Flaschennahrung hat, wie die extensiven Hydrolysate, die Nachteile des bitteren Geschmacks und der hohen Kosten, im Vergleich zur regulären und teilweise hydrolysierten Ersatznahrungen (Bahna 2008, S. 457). Aminosäurebasierte Säuglingsnahrungen sollten in ihrer Wirkung auf Symptomlinderung und Erhalt des regulären Wachstums bestätigt sein, denn zufolge der AAP und weiteren Autoren wurden sie bisher nicht auf ihre präventive Wirkung bei AD getestet (Greer et al. 2008, S. 188; Lifschitz 2008, S. 58; Thygarajan und Burks 2008, S. 701). Die Vorteile der aminosäurebasierten Säuglingsnahrung werden in dem Review von Bath-Hextall in Frage gestellt, da bei Kindern mit Kuhmilchproteinallergie kein

Unterschied des AD-Schweregrades zwischen hydrolysierter Molkenproteinsäuglingsnahrung und aminosäurebasierter Säuglingsnahrung besteht (2008, S. 138).

2.5. WIRKSAMKEIT DER SÄUGLINGSNAHRUNGEN BEI ATOPISCHER DERMATITIS

Säuglingsnahrungen können sich im Allgemeinen durch eine zu geringe Kalorienmen-
ge, mangelhafte ernährungsphysiologische Zusammensetzung und dem Vorliegen
naturbelassener Allergene nachteilig auf die Gesundheit des Säuglings auswirken
(Niggemann 2012, S. 292). Den Empfehlungen nach sollten nur medizinisch getestete
Hydrolysate, deren Wirkung in kontrolliert klinischen Studien nachgewiesen wurde,
verwendet werden (Berg et al. 2012, S. 38; Vandenplas 2010, S. 357).

2.5.1 PRÄVENTION UND THERAPIE ATOPISCHER DERMATITIS DURCH SÄUGLINGSNAHRUNGEN

Die Linderung der Symptome bei bestehender Krankheit ist nicht gleichbedeutend mit
der Vorbeugung einer möglichen AD-Entwicklung bei familiären Vorerkrankungen, da
in beiden Fällen unterschiedliche Säuglingsnahrungen ausgewählt werden (Koletzko et
al. 2009, S. 687). Es wird deshalb in diesem Teilabschnitt zunächst eine Begriffserläu-
terung der Prävention und Therapie gegeben, bevor im weiteren Verlauf auf die
Wirkung der Säuglingsnahrungen eingegangen wird.

2.5.1.1 Prävention bei genetischer Veranlagung

Bei Säuglingen mit familiären Vorerkrankungen ist die primäre Prävention angebracht.
Diese besteht aus der AD-Verhütung im ersten Lebensjahr (Berg et al. 2012, S. 33 f.).
Unter einem hohen Risiko stehende Säuglinge haben mindestens einen allergie- oder
atopieerkrankten Eltern- oder Geschwisterteil (Heratizadeh et al. 2011, S. 288; Werfel
et al. 2009, S. 270). Die Erkrankung der Mutter übt den bedeutendsten Einfluss auf die
AD des Säuglings aus (Furuhjelm et al. 2009, S. 13). Je mehr Atopiefälle in der Familie
vorliegen oder umso höher deren Schweregrad ist, umso eher neigt der Säugling zur
AD (Kramer und Kakuma 2009, S. 14). Laut "German Infant Nutrition Intervention Plus"
(GINIplus)[6]-Studie ist das AD-Risiko bei familiärer Vorgeschichte doppelt so hoch wie
bei Familien ohne AD (Berg et al. 2012, S. 33). Bei familiärer Belastung haben die
Kinder der GINI-Langzeitstudie im sechsten Lebensjahr über doppelt so häufig Aller-

---

[6] Die GINIplus-Studie besteht aus der GINI-Interventionsstudie (GINI-I, n = 2252) und der nicht-
interventionellen Beobachtungsstudie (GINI-NI, n = 3739). Diese untersucht den natürlichen Verlauf
atopischer Erkrankungen in Zusammenhang mit den Ursachen (siehe Berg et al. 2012 und Heinrich et al.
2012).

gien, wenn im ersten Lebensjahr eine Allergiesensibilisierung vorliegt (Anstieg von 9,4 auf 20,6 Prozent) (Heinrich et al. 2012, S. 26). Wenn die Muttermilchgabe durch hydrolysierte Säuglingsnahrung ergänzt wird, schützt dies Kinder mit hohem Risiko vor AD (Thygarajan und Burks 2008, S. 698). Familiäre Neigung zu AD kann durch frühe Intervention reguliert werden, zeigt sich anhand der GINI-Kohorte (Berg et al. 2010, S. 635). In einer deutschen Ernährungsrichtlinie empfiehlt Werfel Säuglingen mit familiärer AD hydrolysierte Säuglingsnahrung zu verabreichen, wenn Stillen nicht möglich oder gewünscht ist (Werfel et al. 2009, S. 270). Der japanischen Studie von Jin et al. zufolge ist teilweise hydrolysierte Säuglingsnahrung zur AD-Verhinderung bereits ausreichend (2011, S. 688). Laut "Section on Paediatrics, European Academy of Allergology and Clinical Immunology" (SP-EAACI)[7] besteht hinreichend Beweismaterial dafür, dass AD und Lebensmittelallergien durch Hydrolysate verhindert werden können (Høst et al. 2008, S. 2).

2.5.1.2 Therapie durch Säuglingsnahrung bei auftretender Krankheit

Über die Hälfte der allergieerkrankten Säuglinge hat keine familiäre Atopie-Vorgeschichte. Bei diesen ist keine Primärprävention erforderlich (Berg 2009, S. 239). Wenn der Säugling erste Symptome zeigt, wird versucht in den Krankheitsverlauf einzugreifen um dessen Fortschreiten zu bremsen. Vor allem Kinder mit Kuhmilchsensitivität sind betroffen, da die Kuhmilchproteinallergie zu den bereits genannten Symptomen führt (Berg 2009, S. 240). Bei vorliegender Kuhmilchproteinallergie ist ausschließlich extensiv hydrolysierte Säuglingsnahrung geeignet, was auch die "World Allergy Organization" (WAO) empfiehlt (Berg 2009, S. 239, Fiocchi et al. 2010, S. 72; Mišak 2011, S. 467).

2.5.2 AUSWIRKUNG VON KUHMILCHSÄUGLINGSNAHRUNG AUF DIE ATOPISCHE DERMATITIS

Die Verwendung milchbasierter Säuglingsnahrung ist weit verbreitet, obwohl wenige Empfehlungen dafür bestehen. Im Vergleich zur Muttermilch wirkt sich die Kuhmilchsäuglingsnahrung Grimshaw et al. gemäß nachteilig auf die AD aus (2009, S. 1413). Bei Säuglingen mit hohem Risiko, bei denen vollständiges Stillen nicht möglich ist, wird auf Grund einer begrenzten Zahl an Studienergebnissen eine verlängerte Hydrolysatgabe befürwortet, da diese im Vergleich zur Kuhmilchsäuglingsnahrung das Auftreten der Kuhmilchproteinallergie herabsenkt (Osborn und Sinn 2009a, S. 2). Bei zwei bis

---

[7] Die internationale Organisation, mit Sitz in Zürich, beschäftigt sich mit allergischen und immunologischen Krankheiten in Anlehnung an das Bürgerliche Gesetzbuch der Schweiz (siehe www.eaaci.net, Revisionsdatum 31.05.13).

siebenjährigen taiwanischen Kleinkindern steigt das Auftreten der AD signifikant an, wenn gewöhnliche Flaschennahrung statt Muttermilch verabreicht wird (n = 14862, p < 0,05) (Hsu et al. 2012, S. 2 ff.). Durch die Verwendung intakter Kuhmilchsäuglingsnahrung in den ersten vier Lebensmonaten steigt das Risiko an AD zu erkranken, folgt auch aus den GINI-Ergebnissen (Berg et al. 2012, S. 33; Berg et al. 2010, S. 635).

2.5.3 VERGLEICH ZWISCHEN DER WIRKUNG PARTIELLER UND EXTENSIVER HYDROLYSATE

Hydrolysierte Säuglingsnahrungen zeigen präventive Wirkungen die von dem Zeitpunkt der Intervention, der Schwere der AD und dem Vorliegen einer Kuhmilchproteinallergie abhängen. Teilweise hydrolysierte Säuglingsnahrung ist Szajewska und Horvath zufolge präventiv wirksamer als Standardkuhmilchsäuglingsnahrung. Dabei zeigt sich in der Gegenüberstellung von teilweise und extensiv hydrolysierter Säuglingsnahrung kein Vorteil der extensiven Hydrolysate, mit Ausnahme bei einem gehäuften Auftreten mehrerer allergischer Erkrankungen bis zum dritten Lebensjahr (Szajewska und Horvath 2010, S. 426, 429 ff.). Gemäß der AAP verhindert das ausschließliche viermonatige Stillen AD und Kuhmilchproteinallergie in den ersten beiden Lebensjahren, im Gegensatz zur intakten Kuhmilchsäuglingsnahrung. Wenn ausschließliches Stillen nicht möglich ist, wird hydrolysierte Säuglingsnahrung empfohlen. Dadurch sinkt das Erkrankungsrisiko bei Kindern mit familiärer AD im Vergleich zur Gabe intakter Kuhmilchsäuglingsnahrung (Greer et al. 2008, S. 188 f.). Im ersten Lebensjahr reduziert teilweise hydrolysierte Molkenproteinsäuglingsnahrung das AD-Risiko bei über der Hälfte der GINI-Teilnehmer ohne familiäre AD-Vorgeschichte (Berg et al. 2012, S. 38). Diese präventive Wirkung bleibt durch Follow-up (womit die Nachuntersuchung gemeint ist) bei Kindern mit hohem Risiko bis zum sechsten Lebensjahr erhalten (Berg et al. 2008, S. 1444). Das AD-Risiko sinkt, laut amerikanischer Meta-Analyse, um 45 Prozent bis zum dritten Lebensjahr, wenn teilweise hydrolysierte Säuglingsnahrung verwendet wird. Im Gegensatz dazu erhöht intakte Kuhmilchsäuglingsnahrung das AD-Risiko (p = 0,078) (Alexander und Cabana 2010, S. 425). Eine tschechische prospektive Beobachtungsstudie von Netwich et al. (n = 174) und die Publikation von Greer et al. kommen ebenfalls zu einem verminderten AD-Erkrankungsrisiko durch Verabreichung teilweise hydrolysierter Säuglingsnahrung (Greer et al. 2008, S. 183, Nentwich et al. 2009, S. 78). Nach drei Jahren nimmt die AD-Erkrankungszahl im Vergleich zur regulären Kuhmilchsäuglingsnahrung um 36 Prozent ab (Heterogenität der in der Meta-Analyse verglichenen Studien p = 0,603). Der Einsatz hydrolysierter Säuglingsnahrung verhindert die Krankheitsentstehung, statt diese nur hinauszuzögern und ist besonders wirkungsvoll bei Säuglingen mit hohem Risiko (Alexander et al. 2010, S. 426 ff.;

Vandenplas 2010, S. 356). Für die Behandlung vorliegender AD mit teilweise hydroly-sierter Säuglingsnahrung zeigt sich in einer randomisierten Doppeltblindstudie aus Japan (n = 113) nach bis zu zwölf Wochen eine signifikante Reduktion der AD im Vergleich zur konventionellen Kuhmilchsäuglingsnahrung (p < 0,05). Teilweise hydro-lysierte Säuglingsnahrung ist Jin et al. entsprechend wirksam in der Behandlung von milder bis mittelmäßiger AD. Der Schweregrad verschiebt sich durch die Verwendung der partiellen Hydrolysate signifikant von mäßig zu mild (p = 0,001). In derselben Studie zeigt sich durch die Gabe regulärer Kuhmilchsäuglingsnahrung bei Säuglingen ohne Kuhmilchallergie keine signifikante Änderung des Schweregrades (p = 0,132) (Jin et al. 2011, S. 688, 691 f.). Teilweise und vollständig hydrolysierte Säuglingsnahrungen haben vergleichbar präventive Eigenschaften (Vandenplas 2010, S. 356 f.). Diese Ansicht wird auch in den Reviews von Bahna (2008, S. 453) und Spieldenner et al. vertreten (2011, S. 50).

Die teilweise hydrolysierten Säuglingsnahrungen zeigen sich nicht immer vorteilhaft in der Verhütung der AD. Die randomisierte kontrollierte Blindstudie von Lowe et al. (n = 620) legt nicht eindeutig dar, dass teilweise hydrolysierte Säuglingsnahrung bei Kin-dern mit familiärer AD vor der Allergiemanifestation schützt. Es sind keine Vorteile der Allergievorbeugung, bei Kindern mit hohem Risiko, bis zum siebten Lebensjahr im Vergleich zu konventioneller Kuhmilchsäuglingsnahrung ersichtlich. Deshalb kann teilweise hydrolysierte Säuglingsnahrung dieser Studie zufolge nicht zur AD-Prävention empfohlen werden (Lowe et al. 2011, S. 363). Nach dem ersten Lebenshalbjahr führt die Verwendung auch einem Cochrane-Review von Kramer und Kakuma gemäß zu keiner gesicherten Allergieverminderung (2009, S. 15).

Es wird bei familiärer Vorgeschichte, schwerer Verlaufsform oder gleichzeitiger Kuh-milchproteinallergie extensiv hydrolysierte Säuglingsnahrung empfohlen. Deren Wirksamkeit bestätigt sich anhand der GINI-Kohorte. Bei atopischer Familiengeschich-te bewirkt nur extensiv hydrolysierte Säuglingskost eine signifikante AD-Verminderung. Das AD-Auftreten reduziert sich durch extensiv hydrolysierte Säuglingsnahrung bei familiärer Erkrankung eines oder beider Elternteile um 87 Prozent beziehungsweise um 52 Prozent (Berg et al. 2010, S. 634). Auf lange Zeit werden durch die Verwendung die geringsten AD-Erkrankungszahlen erreicht. (Berg 2009, S. 244; Berg et al. 2008, S. 1444). Beide Säuglingsnahrungen bewirken insgesamt eine signifikante, extensiv hydrolysierte Säuglingsnahrung eine stark signifikante AD-Reduktion (p = 0,021 bezie-hungsweise p = 0,002) (Berg et al. 2008, S. 1444). Durch extensiv hydrolysierte Casein-Säuglingsnahrung sinkt entsprechend der GINIplus das doppelt so hohe AD-Risiko bei familiärer Vorgeschichte soweit, dass bis zum sechsten Lebensjahr kein

Unterschied mehr zu Kindern ohne familiäre Vorgeschichte besteht (Berg et al. 2010, S. 633 ff.).

2.6 EINFLUSS ALLERGENER LEBENSMITTEL AUF DIE ATOPISCHE DERMATITIS DES SÄUGLINGS

Die Beikost- und Milcheinführung steht zunächst wenig in Zusammenhang mit der Materie "Säuglingsnahrungen bei AD. Sie wird in der vorliegenden Arbeit erläutert, da im ersten Lebensjahr neben der Säuglingsflaschennahrung feste Speisen verabreicht werden. Die eingeschränkte Einführung potentiell allergener Lebensmittelbestandteile ist neben der Säuglingsnahungswahl relevant für den Verlauf der AD. Die aktuellen Empfehlungen zur Restriktion allergener Lebensmittel in den ersten Lebensjahren sind kontrovers. Die Stellungnahmen der Fachliteratur werden folglich erläutert, um einen Gesamtüberblick zu erhalten und eine Schlussfolgerung zu ziehen.

Der S3-Leitlinie nach sollten Säuglinge zur Allergieprävention erst ab dem vierten Lebensmonat Beikost erhalten. Die verzögerte Einführung von Beikost über den vierten Lebensmonat hinaus oder die Meidung von Allergenen ab dem ersten Lebensjahr gelten als nicht präventiv (Arbeitsgemeinschaft der Wissenschaftlichen Medizinischen Fachgesellschaften 2009, S. 2 f.). Dieselben Empfehlungen sind auch den klinischen Richtlinien von Munche-Burowski et al. (2009, S. 625) und Kurowski und Boxer zu entnehmen. Die Einführung von Kuhmilchprodukten sollte bei AD hinausgezögert werden, da sich Symptome lindern, wenn allergene Lebensmittel, wie Kuhmilch aus dem Speiseplan gestrichen werden (Kurowski und Boxer 2008, S. 1679, Snijders et al. 2008, S. 121). Bei einer schweren, dauerhaften Kuhmilchproteinallergie stellt die Kuhmilchvermeidung die einzig wirksame Behandlungsmethode dar (Schouten et al. 2009, S. 1398). Die Ernährung sollte individuell an die Erkrankung angepasst werden, da der Publikation von Binder entsprechend, keine allgemeine Kost für Säugling mit AD verordnet werden kann (2008, S. 27). Ernährungsumstellungen sollten nur bei nach-gewiesener Lebensmittelallergie vorgenommen und dem Kind nur Allergene vorent-halten werden, bei denen positive Reaktionen vorliegen (Jean 2011, S. 54). Heutige Präventionsmaßnahmen zielen, im Gegensatz zu früher, nicht auf das strikte Vermei-den allergieauslösender Lebensmittelbestandteile aus, sondern richten sich nach Austesten der oralen Toleranzgrenze. Wenn durch Restriktionskost des Säuglings keine Besserung der AD auftritt, sollte zur Überprüfung ein oraler Provokationstest mit Milch durchgeführt werden (Werfel et al. 2009, S. 268 f.).

Durch Nahrungsmittelausschluss kann nicht immer eine positive Wirkung bei der AD-Therapie erzielt werden. Viermonatiges Stillen und hinausgezögerte Kosteinführung bis zum sechsten Lebensmonat führen bei atopisch vorbelasteten Säuglingen ab dem ersten bis zum siebten Lebensjahr zu keiner AD-Verminderung (Carlsten et al. 2013, S. 26). Schonfield und Grindlay sehen Ernährungsrestriktionen als nicht begründet. Es besteht diesen zufolge keine eindeutige Beweislage dafür, dass AD durch Interventionsmaßnahmen zu einem signifikanten Maß verhütet werden kann (2009, S. 114). Die von Kuhmilch ausgenommene Restriktion führt zu steigenden AD-Risiken bei zweijährigen Kindern. Auch die hinausgezögerte Kuhmilcheinführung führt Snijders et al. gemäß zu einem erhöhten Risiko statt zur Verhütung oder Hinauszögerung der AD. Die verspätete Gabe fester, kuhmilchfreier Nahrung erhöht diesen zufolge die Atopie-Sensibilisierung im zweiten Lebensjahr (2008, S. 115, 118). Es fehlen Beweise für einen signifikant projektiven Effekt auf die AD-Entstehung bei verzögerter Einführung fester Nahrung nach sechs Lebensmonaten, unabhängig davon ob gestillt oder Kuhmilchproteinsäuglingsnahrung verabreicht wird (Greer et al. 2008, S. 183, Mišak 2011, S. 465). Eine Ausschlussdiät oder die reine Vermeidung von Milchprodukten zur Krankheitsverhütung bei Kindern mit Kuhmilchallergie sollten nicht willkürlich angewendet werden. Es kann bei belangloser Durchführung eine Fehl- und Mangelernährung entstehen, statt die Besserung des Krankheitsbildes zu bewirken (Binder 2008, S. 27; Campbell 2012, S. 1061, Lifschitz 2008, S. 58). Es hat sich nicht bewährt, dem Kind ein Lebensmittel nicht zu verabreichen, weil dies allergieauslösend sein könnte, wenn nach dessen Verzehr keine Verschlechterung der Symptome auftritt. Lebensmittelallergene verursachen Campbell zufolge nicht die AD-Entstehung, sondern signifikante Verschlimmerungen. Die Restriktion führt zu keiner Veränderung des ursprünglichen Krankheitshintergrundes (2012, S. 1059, 1062). Bath-Hexall schließt sich an, da eine kuhmilchfreie Ernährung, eine eingeschränkte Lebensmittelwahl und eine Ausschlussdiät bei AD-Erkrankten nicht zielführend sind (2008, S. 138). Die verzögerte Einführung fester Nahrung vermindert die AD nicht, zeigt jedoch signifikante Abnahme der Lebensmittelsensibilisierung (Zutavern et al. 2008, S. 49). Das Allergievorkommen wird dadurch nicht herabgesenkt, unabhängig vom AD-Risiko (Agostoni et al. 2008, S. 104). Zur Prävention der AD durch frühe Ernährungseingriffe mangelt es gemäß den Facharbeiten an Forschungsergebnissen (siehe Thygarajan und Burks 2008, S. 698, Lien und Goldman 2011, S. 1403).

Die Restriktionskost der Mutter und des Säuglings können hieraus resultierend als ähnlich unwirksam betrachtet werden. Die Behandlungsmaßnahmen auf Grundlage der Ernährung sollten daraus hergeleitet, ihren Schwerpunkt weniger auf dieser Basis, sondern vermutlich eher auf der Wahl angepasster Säuglingsnahrung finden.

3. METHODEN

Die Literaturbeschaffung findet durch systematische Literaturrecherche in medizinischen Datenbanken statt. Die einzelnen Schritte werden nachfolgend erläutert, um Systematik und intersubjektive Nachvollziehbarkeit zu gewähren.

3.1 SUCHSTRATEGIE UND VORGEHEN

Die Datengewinnung beginnt mit der Definition der Fragestellung, die Suchbegriffe und Datenbanken werden festgelegt.

Hauterkrankungen bilden den ersten Themenschwerpunkt. Auf Grund der Relevanz der Milchaufnahme durch Säuglingsnahrung wird die Zielgruppe Säuglinge festgesetzt. Zu dieser Altersklasse wird der Bezug zu einer im Säuglingsalter auftretenden Hautkrankheit hergestellt. Die atopische Dermatitis wird ausgewählt, da diese am häufigsten in den ersten Lebensmonaten vorkommt. Zunächst wird durch Schneeballsuche ein Überblick über das Themengebiet und die aktuelle Datenlage erlangt, bevor daraus konkrete Suchbegriffe für die systematische Literaturbeschaffung festgelegt werden.

Das Ziel ist, durch die Suche kausale Zusammenhänge zwischen Säuglingsnahrung und AD herauszufinden und darzustellen. Es werden Häufigkeitsbeschreibungen des Krankheitsauftretens bei bestimmter Intervention herangezogen, um das Auftreten der AD auf Ursachen zurückzuführen. Schwerpunkt bildet die Prävention der AD mit Hilfe von Säuglingsnahrung.

Die konkrete Fragestellung wird anhand des PICO-Formats formuliert, um Zielbegriffe für die Datenbanksuche festzuhalten.

- P (Population): Säuglinge
- I (Intervention): Säuglingsnahrung (Anreicherungen, Bestandteile, Sorten)
- C (Comparison Intervention): Muttermilch oder Standardsäuglingsnahrung
- O (Outcome): Atopische Dermatitis, Kuhmilchproteinallergie

Die Suche findet als Schlagwortsuche anhand festgelegter Schlüsselbegriffe statt. Hierfür werden definierte Schlagworte trunkiert und durch Boolesche Operatoren verknüpft. Die nachfolgende Tabelle gibt einen Überblick über die Schlüsselbegriffe, auf denen die Suche aufbaut. Dabei ist es nicht immer erforderlich nach allen Begriffen zu suchen, wenn die Trefferzahl dies nicht erfordert. Durch Eingrenzung mit AND erhöht sich die Präzision der Suchergebnisse.

Tabelle 1: Systematische Literaturrecherche anhand definierter Suchbegriffe

Thema	Hauterkrankung	Allergene	Zielgruppe	Ernährung
Oberbegriff	Neurodermitis	Kuhmilch	Säuglinge	Formula, Stillen
OR	Eczema Atopic Dermatitis Atopy Allergy	Milk Cow's milk Dairy Raw milk Milk protein	Infant Child Baby Newborn Nursling Childhood	Formula Formula Feeding Bottle Infant Nutrition Breastfeeding Human Milk Hydrolysat Baby Food Weaning
Trunkierungen (Auswahl)	Atop* Eczem*			Breastfeed*
	AND			

Als Eingrenzungskriterium wird der Veröffentlichungszeitraum von 2008 bis 2013 ausgewählt. Die Suche findet vom 01.12.12 bis 31.04.13 statt. Der Ist-Stand der Forschung soll wiedergegeben werden, weshalb die Aktualität ein wichtiges Suchkriterium darstellt.

Zur wissenschaftlichen Literatur wird mit Hilfe des Datenbank-Infosystems (DBIS) Zugriff erlangt. Die Datenbankauswahl erfolgt anhand der TOP-Datenbanken des Fachgebiets Medizin. Von diesen werden folgende Datenbanken durchsucht.

- Ovid Medline und Pubmed
- Science Citation Index Expanded
- Cochrane Library, The
- BIOSIS Previews
- CINDAHL
- MEDPILOT

3.2 EINGRENZUNGEN BEI DER LITERATURSUCHE

Zusätzlich zu der Recherche mit Hilfe von Suchbegriffen wird die Literatursuche weiter eingeschränkt. Es wird dabei die Familiengeschichte berücksichtigt, da die genetische Veranlagung ein wichtiger Risikofaktor ist. Wenn die Eltern oder Geschwister an Allergien erkrankt sind, ändert dies die Erkrankungswahrscheinlichkeit des Säuglings (Robert Koch-Institut (Hrsg) 2008, S. 18). Auch die Ernährung der Mutter während der Stillzeit wird eingeschlossen, da Allergene durch die Muttermilch auf den Säugling übertragen werden (Robert Koch-Institut (Hrsg) 2008, S. 20). Bei der Literatur wird keine Beschränkung auf Humanstudien vorgenommen. Es wird keine spezielle Länderwahl getroffen, wobei eine Einschränkung auf deutsch- und englischsprachige Literatur stattfindet.

In der nachstehenden Grafik wird die vorliegende Datenlage zur Behandlung der AD dargestellt (Simpson et al. 2012). Die veranschaulichten Präventionsmaßnahmen wurden in Studien besonders häufig untersucht. Die vorliegende Arbeit befasst sich mit der Intervention durch Nahrung mit angereicherten Supplementen, Auslassdiäten der Mutter und des Säuglings und den Säuglingsnahrungsarten (siehe rote Umrandung in Abbildung 1).

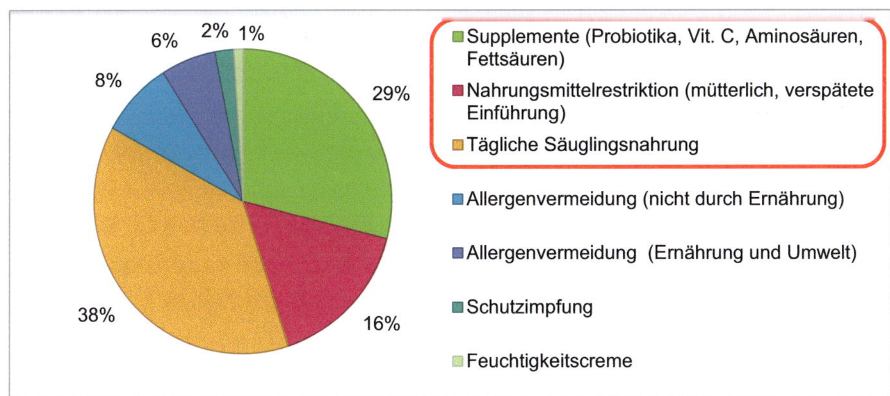

Abbildung 1: Prozentualer Anteil der Studien über verschiedene Interventionen zur AD-Prävention (eigene Erstellung nach Simpson et al. 2012, S. 139)

Die Grafik zeigt, dass 83 Prozent (38 Prozent + 16 Prozent + 29 Prozent, siehe auch rote Umrahmung) der 102 im Review behandelten Studien, sich mit Eingriffen der Flaschenkost oder mütterlichen Ernährung befassen (Simpson et al. 2012, S. 138). Nicht behandelt werden in dieser Arbeit die Allergenvermeidung durch Umweltfaktoren, die Schutzimpfung sowie die medikamentöse und die oberflächliche Behandlung durch Hautpflege oder Feuchtigkeitscremes. Siebzehn Prozent der Studien werden nach dieser Berechnung aus der Literaturrecherche ausgeschlossen. Die Grafik veranschaulicht, dass der Schwerpunkt der AD-Behandlung auf Ernährungseingriffen liegt. Darin begründet sich die Eingrenzung der vorliegenden Arbeit auf diesen Behandlungsbereich.

Andere atopische Manifestationen, wie Heuschnupfen oder Asthma bronchiale werden nicht behandelt. Unter den gleichzeitig vorliegenden Nahrungsmittelallergien wird nur die Kuhmilchproteinallergie eingeschlossen, da diese mit der AD zusammenhängt. Die behandelte Hauterkrankung beschränkt sich auf AD, andere Atopiearten werden nicht beachtet. Soziodemographische Faktoren, der Lebensstil der Mutter und kulturelle Einflüsse werden nicht untersucht. Die Zielgruppe wird auf das Säuglingsalter begrenzt, eventuell werden Kleinkinder eingeschlossen aber kein Erwachsenenalter berücksichtigt.

3.3 SUCHMETHODEN IN DEN DATENBANKEN

Die bisher genannten Suchkriterien werden auf die einzelnen Datenbanken übertragen. Die Vorgehensweise wird nun erläutert. Medline wird im ersten Suchschritt herangezogen.

3.3.1 SUCHE ANHAND DES MESH-THESAURUS BEI MEDLINE

Medline wird primär verwendet um Medical Subject Headings (MeSH) und Schlagworte für die Suche festzulegen. Durch die OvidSP-Version wird der komplette Thesaurus ersichtlich. Subject Headings werden in die erweiterte Suchmaske (Advanced Search) eingegeben, ebenfalls als Keyword für die Suche ausgewählt und die Funktion "include all Subjekt Headings" genutzt. Thematisch verwandte Begriffe sowie Überbegriffe werden somit direkt in die Suche eingeschlossen. Zunächst wird Explode ausgewählt und wenn zu viele oder unpassende Treffer erzielt werden, wird die Suche durch Focus eingeschränkt. Wenn dennoch zu viele Treffer erzielt wurden, werden Einschränkungen auf spezifische MeSH-Begriffe anstatt des gesamten Tree vorgenommen oder es werden Subheadings ausgewählt. Schlagworte des MeSH-Hierachiebaums werden für jeden Begriff separat eingesehen, um eventuell weitläufige oder unklare Begriffe weiter einzugrenzen. Der Tree zeigt Synonyme, allgemeinere, konkretere und verwandte Begriffe mit den Trefferzahlen an. Passende Schlagwörter (Subjects) werden zu den vorher festgelegten Suchbegriffen aus dem Thesaurus zugefügt. Durch Auswählen des Suchbegriffs gelangt man zu einem Link mit Erläuterung des Begriffs, und MeSH-Heading und Referenzen werden ersichtlich. Diese Liste an Suchbegriffen zeigt Synonyme, die ebenfalls in die Suche eingeschlossen werden. Sie dienen als Hilfestellung für die Suche in anderen Datenbanken. In der folgenden Tabelle sind einige Beispiele aufgeführt.

Tabelle 2: Exemplarische Auswahl verwendeter MeSH mit Scope Note in Medline

MeSH	Atopic dermatitis	Milk, human	Infant formula
Scope Note	Used For: dermatitis atopic disseminated neuroder-matitis atopic dermatitides atopic eczema neurodermatitides dis-seminated eczema atopic neurodermatitis dissemi-nated atopic neurodermatitides eczema infantile neurodermatitides atopic neurodermatitis atopic infantile eczema atopic dermatitis disseminated neuroder-matitides dermatitides atopic atopic neurodermatitis	See related: BREAST FEEDING LACTATION MILK BANKS Used For: milk human milk breast breast milks human milk breast milk	See Related: INFANT FOOD Used For: formula baby formula infant formulas infant infant formula formulas baby infant formulas baby formulas baby formula

Nun werden die Boolschen Operatoren angewendet um zuvor definierte Suchbegriffe zu verknüpfen. Ein Beispiel für die Verknüpfung der Suchbegriffe ist: Atopic dermatits (MeSH) OR Atop* OR Eczem* AND Infant formula (MeSH) AND Milk (MeSH). Zu den MeSH-Terms werden zusätzlich Textwörter, Synonyme oder trunkierte Begriffe einge-geben. Zuletzt wird der Publikationszeitraum eingeschränkt.

3.3.2 SUCHE IN DER COCHRANE LIBRARY UND WEITEREN DATENBANKEN

Die Literatursuche in der Cochrane Library wird ähnlich durchgeführt. Zunächst werden die Suchbegriffe in die MeSH Search eingegeben. Hierbei wird beim MeSH-Term der Baum (Tree) ausgewählt. Die Suche wird mit Ergebnissen gespeichert, indem sie zum Search manager hinzugefügt wird. Somit gespeicherte Suchbegriffe werden durch die Booleschen Operatoren verknüpft.

Mit demselben Verfahren werden auch die weiteren, oben aufgeführten Datenbanken zur Literaturbeschaffung herangezogen. Die vorher definierten Suchbegriffe werden in jeder Datenbank gleichermaßen verwendet. Bei der Suche wird, wenn möglich, die Alertfunktion genutzt, um über Veröffentlichungen zu den definierten Suchbegriffen informiert zu sein.

Die Ergebnisse der relevanten Literatur werden, nach der wissenschaftlichen Evidenz geordnet, systematisch erfasst. Es werden nach Bewertung der Literatur Aussagen zur Wirkung der Säuglingsnahrung auf AD getroffen. Daraus werden Empfehlungen zur Säuglingsnahrungsverwendung abgeleitet. Die Literaturergebnisse zum Einfluss der Säuglingsnahrung auf das AD-Risiko werden zusammengetragen und die krankheitsverhütende oder symptomlindernde Wirkung bewertet.

3.2. Verwendete Literaturquellen

Von der durch die Datenbankrecherche ausfindig gemachten Literatur wird eine Aufteilung vorgenommen, um eine Übersicht der verwendeten Publikationen zu erhalten.

Tabelle 3: Übersicht der verwendeten Literatur mit Einteilung nach Primär- und Sekundärquellen

Gesamt (n=132)[8]				
Primärliteratur (n=57)	**Studien (n=54)**	Studien (zum Teil RCTs) (n=51)	Interventionsstudien (n=3)	Tierstudien (n=3),
Sekundärliteratur/ Zusammenfassungen (n=75)	**Artikel (n=34)** **Bücher (n=7)**	Zeitschriftenartikel/ Übersichtsartikel (n=30)	Bücher (n=7)	Stellungnahmen Reporte (n=4)
	Leitlinien/Empfehlungen (n=6)	Ärzteempfehlungen (n=3)	Evidenzbasierte Leitlinien (n=2)	Richtlinien (n=1)
	Reviews (=23) **Meta-Analysen (n=5)**	Allgemeine Übersichtsartikel (n=13)	Systematische Reviews (n=5) Cochrane-Reviews (n=5)	Meta-Analysen (n=5)

Die verwendete Literatur gliedert sich in die Schwerpunktbereiche Artikel, Studien, Übersichtsartikel, einschließlich systematischer Reviews und Zusammenfassungen zu denen Leitlinien, Ärzteempfehlungen und Richtlinien gehören. Der prozentuale Anteil an der insgesamt analysierten Literatur ist in Abbildung 2 ersichtlich. Den größten Teil nehmen die Artikel und Humanstudien mit 36 Prozent ein, gefolgt von den Reviews mit 16 Prozent.

---

[8] Für die aufgeführten Zahlen verwendeter Literatur wird von der Autorin der vorliegenden Arbeit keine Gewähr übernommen.

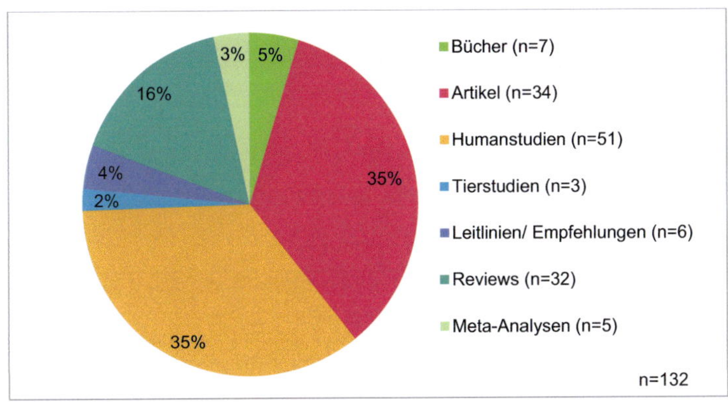

Abbildung 2: Verwendete Fachliteratur, veranschaulicht in absoluten und prozentualen Zahlen

Die Abbildung 3 zeigt, dass der Großteil der Publikationen und Studien aus den USA, dem Vereinigten Königreich und Deutschland stammen.

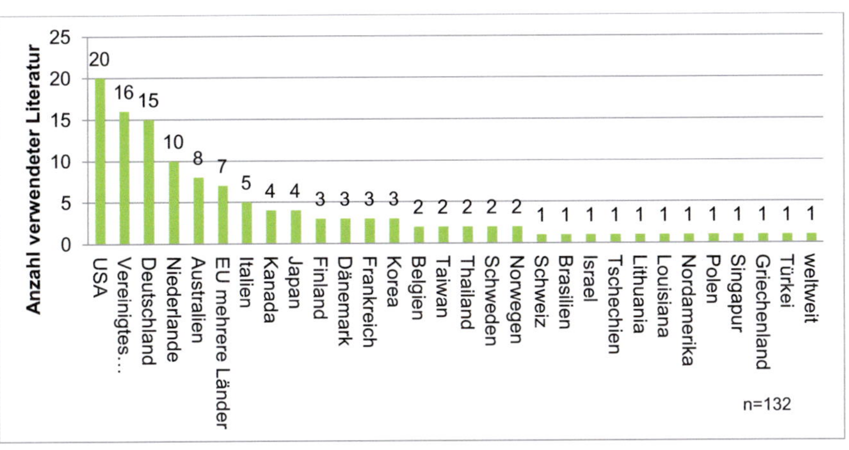

Abbildung 3: Anzahl der analysierten Veröffentlichungen pro Land

3.2.1 BEWERTUNG DER VERWENDETEN STUDIEN

Randomisierte placebokontrollierte klinische Doppeltblindstudien stellen das Hauptziel der Literatursuche und somit den "Goldstandard" dar. Da diese sehr aufwändig durchzuführen sind, befassen sich unterschiedliche Studien häufig mit derselben Kohorte. So ist die GINI eine häufig aufgegriffene Kohorte in Deutschland. Die KOALA, DARC und GABRIEL gehören ebenfalls zur Standardliteratur. Sie sind für die vorliegende

Arbeit die wichtigsten Primärquellen. Die Daten von Querschnittsstudien denen keine eigene Durchführung zugrunde liegt, beruhen meist auf diesen bevölkerungsbezogenen Erhebungen.

Tabelle 4: Aufstellung häufig untersuchter Kohorten

Kohorte	
GINI und GINIplus	German Infant Nutrition Intervention Study
KOALA	Child, parents and health: lifestyle and genetic constitution (aus dem Niederländischen übersetzt)
DARC	Danish National Birth Cohort
GABRIEL und GABRIELA	multidisziplinäre Studie zur Identifizierung der genetischen und umweltbedingten Ursachen von Asthma und Allergien in der Europäischen Gemeinschaft (Deutschland, Schweiz, Österreich und Polen)

Bei den oben genannten Studien handelt es sich um Geburtskohorten die in einem randomisierten placebokontrollierten, doppeltblinden Schema durchgeführt wurden. Dabei wird meist nur ein Teil der gesamten Studienteilnehmer herausgegriffen und betrachtet. Bei den gesamten Studien werden entweder die Mutter, der Säugling oder beide untersucht. Als Placebo wird meist reguläre Kuhmilchsäuglingsnahrung oder Hydrolysate ohne Anreicherung verwendet. AD wird anhand des IgE-Spiegels und des Hautpricktest untersucht und durch SCORAD (SCORing Atopic Dermatitis) die Schwere bewertet. Teilweise werden die Daten auch per telefonischer oder schriftlicher Befragung erhoben. Das Follow-up, auch als Verlaufskontrolle bezeichnet, dauert in der Regel zwei und bei GINI sechs Jahre. Der Untersuchungszeitraum beträgt von wenigen Wochen bis zu zwei Jahren, in Ausnahmen auch länger. Auch Studien ohne Kontrollgruppe, klinische Untersuchungen und reine Laborstudien werden in geringer Anzahl berücksichtigt. Der Großteil der restlichen Studien erfüllt zumindest die Kriterien des randomisierten, kontrollierten Studiendesigns (RCTs).

3.2.2 Verwendete systematische und sonstige Übersichtarbeiten

Schwerpunkt der Suche bilden neben den RCTs die systematischen Übersichtsarbeiten. Diese bieten die Vorteile, dass einzelne Studien übersichtlich zusammengefasst, bewertet und Verweise auf Primärliteratur kompakt auf einen Punkt gebracht sind. Gemeinsamkeiten und Unterschiede der in den Reviews publizierten Literatur werden beschrieben und die Qualität der einzelnen Studien ersichtlich. Die Beurteilung der

Ergebnisse bei inkonsistenter Datenlage ist möglich, da widersprüchliche Studienergebnisse in Relation zueinander gebracht werden.

Cochrane-Reviews werden als systematische Übersichtsarbeiten, beruhend auf randomisierten kontrollierten Studien, als wichtige Informationsquelle verwendet. Reviews, die Meinungen von Autoren wiedergeben oder von Ärzten zur Informationsvermittlung verfasst worden sind, lassen sich von diesen klar trennen. Die Evidenz letzterer ist um einiges niedriger. Bei kleinen Fallzahlen sind auch manche Meta-Analysen kritisch zu bewerten. Mit den Meta-Analysen sind systematische Reviews gemeint, welche ein gemeinsames Risiko- oder Effektmaß einschließen. Hierbei ist es erstrebenswert Meta-Analysen aufzugreifen, die auf RCTs beruhen und zusätzlich große Studienzahlen betrachten.

Ärzteempfehlungen, Richtlinien, Leitlinien und klinische Berichte werden ebenfalls einbezogen. So werden zum Beispiel die "Diagnosis and Rationale for Action against Cow's Milk Allergy" (DRACMA) Guideline, Richtlinien der "European Society for Paediatric Gastroenterology Hepatology and Nutrition" (ESPGHAN) sowie Publikationen des Australischen "Consenus Panel" herangezogen. Von der "Arbeitsgemeinschaft der Wissenschaftlichen Medizinischen Fachgesellschaften" (AMWF) wird eine S3-Leitlinie untersucht. Die Leitlinien und Ärzteempfehlungen befassen sich mit Präventionsmaßnahmen oder Ernährungsempfehlungen für Mütter und erkrankte oder unter hohem Risiko stehende oder an Symptomen leidende Säuglinge.

Zur Bewertung der Wirksamkeit der Studien wird der p-Wert mit Kofidenzintervall (CI), auch als Vertrauensbereich bezeichnet, betrachtet. Die Angabe des CI und p-Werts gewähren neben der Angabe der "Effektschätzer" die Beurteilung der statistischen Signifikanz. Das CI von 95 Prozent zeigt den Bereich in dem der wahre Wert zur Wahrscheinlichkeit des p-Werts liegt. Bei einem CI unter eins liegt Signifikanz vor (Ressing 2010, S. 190). Das Odds Ratio (OR), relative Risiko (RR) sowie das adjustierte Odds Ratio (aOR) oder adjustierte relative Risiko (aRR) mit reduzierten Verzerrungen durch ausgeschlossene Variablen, werden zur Angabe der Signifikanz verwendet. Bei Kohortenstudien mit prospektiver Beobachtung wird die Zahl der Neuerkrankungen durch das RR angegeben. Bei Fall-Kontroll-Studien wird retrospektiv das OR berechnet. Das RR berechnet sich aus der Division des Erkrankungsrisikos mit und ohne Intervention (Ressing 2010, S. 187 f.) Durch diese Angaben werden Aussagen zu Veränderungen der Erkrankungshäufigkeit durch einen Risikofaktor getroffen. Ein Wert kleiner eins spricht für eine reduzierte Erkrankungswahrscheinlichkeit, ein Wert über eins zeigt das Gegenteil (Ressing 2010, S. 190 f.). Das unadjustierte OR ist nur bedingt aussagekräftig, da weitere mögliche Einflussfaktoren, im Vergleich zum aOR, nicht ausgeschlossen werden (Ressing 2010, S. 190 f.).

Bei Übersichtsartikeln wird die Schlussfolgerung der Verfasser aus der Summe der einzelnen Studien aufgegriffen. Die Ergebnisse dieser Datenauswertung werden nun vorgestellt[9].

4. ERGEBNISSE UND DISKUSSION

Zur Behandlung AD-erkrankter Säuglinge werden Hydrolysate und aminosäurebasierte Säuglingsnahrungen verwendet. Um deren Wirkung zu optimieren, werden diese mit Inhaltsstoffen angereichert oder es werden andere Quellen für Muttermilchersatz auf die Verträglichkeit und Wirksamkeit der AD-Verminderung getestet. Im Ergebnisteil werden Säuglingsnahrungen vorgestellt, die durch ihre Zusammensetzung von den Standardsäuglingsnahrungen abweichen. Der Grund für den Einsatz ist ein möglicher Zusatznutzen für die Behandlung und Prävention der AD. Es werden alle verwendeten Säuglingsnahrungen, gängige Anreicherungsmethoden und erforschte Neuerungen bezüglich der Zusammensetzung vorgestellt. Auch weniger geeignete, aber dennoch praktizierte Säuglingsernährungen werden aufgeführt, um deren Nutzen abzuschätzen und zu bewerten. Für und Wider wird für jede Säuglingsnahrung separat diskutiert, da wenig Literatur vorhanden ist, in der eine eindeutig belegte Wirksamkeit der verschiedenen Ernährungsformen beschrieben ist.

4.1 VARIATION DER SÄUGLINGSNAHRUNGSBASIS

Unerhitzte und unbehandelte Kuhmilch wird auf deren Bestandteile erforscht. Daneben wird die Milch anderer Säugetiere und Muttermilchersatz auf Pflanzenbasis als Säuglingsnahrungsquelle herangezogen. Die Basis der Säuglingsnahrung die nicht aus intakten oder hydroysierten Kuhmilchproteinen- oder Aminosäuren besteht, wird im Anschluss beleuchtet.

---

[9] Näheres hierzu siehe: Kunz, R.; Ollenschläger, G.; Raspe, H.; Jonitz, G.; Donner-Banzhoff, N. (Hrsg) (2007): Lehrbuch Evidenzbasierte Medizin in Klinik und Praxis. 2. Auflage, Köln: Deutscher Ärzteverlag sowie Gerhardus, A.; Breckenkamp, J.; Razum, O.; Schmacke, N.; Wenzel, H. (Hrsg) (2010): Evidence-based Public Health, 1. Auflage, Bern: Huber.

4.1.1 INHALTSSTOFFE DER ROHMILCH

Die unbehandelte Kuhmilch ist zunächst keine geeignete Säuglingsnahrungsquelle. Rohmilch spielt dennoch eine Rolle, da Bestandteile mit einer vermutlich positiven Wirkung auf AD enthalten sein können. Sie bedarf deshalb weiterer Forschung. Die Allergenität der Bauernhofmilchbestandteile wandelt sich durch Erhitzungsprozesse (Bundesinstitut für Risikobewertung 2009, S. 2). Es bestehen also Unterschiede roher und behandelter Milch, die nachfolgend kurz erläutert werden. Der Anteil hitzeempfindlicher Molkenproteine sinkt durch Pasteurisieren oder Sterilisieren (Burger 2012, S. 22). Das hitzestabile Casein bleibt als Hauptallergen bei allen Erhitzungsverfahren erhalten. Für Kuhmilchproteinallergiker ist es durch die Hitzeresistenz bedeutender als die Molkenproteine mit dem höheren Gesamtproteinanteil (Bundesinstitut für Risikobewertung 2009, S. 2). Die förderlichen Milchbestandteile zur Allergieprävention entstammen nicht der mikrobiellen Kontaminierung, sondern den Molkenproteinfraktionen der unverarbeiteten Milch (Mutius 2012, S. 570). Die Erhitzung tötet darüber hinaus Probiotika wie Laktobazillen ab (Burger 2012, S. 22). Von den Vitaminen werden vor allem B-Vitamine, Vitamin C und Folsäure zerstört (Loss et al. 2011, S. 769).

Durch Rohmilchkonsum kann kein gesichertes AD-Präventionspotential ausgeschrieben werden, wobei die negativen Eigenschaften der Rohmilch eindeutig belegt sind (Burger 2012, S. 22). Der Konsum von Rohmilch ist dem nicht systematischen Review von Mutius zufolge mit zu vielen Risiken verbunden, als das dieser befürwortet werden könnte (2012, S. 575). Laut BfR führt schon eine geringe Menge an Rohmilchverzehr zur Allergieauslösung (Bundesinstitut für Risikobewertung 2009, S. 2). Rohe unverarbeitete Milch enthält mehr Bakterien als verarbeitete, darunter möglicherweise pathogene Keime und ist deshalb nicht für den regulären Verzehr zu empfehlen (Loss et al. 2011, S. 766, 771). In Direktmilch sind selten krankheitserregende Listerien (*Listeria innocua* oder *Listeria ivanovii*), bakterielle Endosporen und psychotrope Bakterien enthalten (Loss et al. 2011, S. 769). Durch industrielle Erhitzungsprozesse, wozu auch das Trockenmischen für Kuhmilchsäuglingsnahrung gehört, werden die allergieauslösenden Eigenschaften der Kuhmilchproteine kaum minimiert (Nowak-Wegrzyn und Fiocchi 2009, S. 234 f.). Der Konsum abgekochter Bauernhofmilch während der Schwangerschaft erhöht den IgE-Spiegel. Dies bedeutet, dass vermehrt Antikörper gegen Kuhmilchbestandteile gebildet werden, womit die allergieauslösenden Bestandteile trotz Erhitzung erhalten bleiben (Ege et al. 2008, S. 409). Aufgrund dieser negativen Aspekte des Rohmilchverzehrs wird Rohmilch als Säuglingsnahrung kaum in Studien untersucht. Es liegen nur wenige Untersuchungen mit positiven Aspekten der

Rohmilchverwendung vor. Hier ist die GABRIELA[10] hervorzuheben. Andere Studien beziehen sich auf den mütterlichen Hofkontakt während der Schwangerschaft und Stillzeit, nicht aber auf den direkten Rohmichverzehr (siehe unter anderem die PAS-TURE-Studie von Pfefferle et al. 2010). Durch die Erhitzungs- und Verarbeitungsprozesse geht vermutlich die schützende Wirkung der Rohmilch verloren (Mutius und Vercelli 2010, S. 863). Der Konsum unbehandelter Frischmilch reduziert laut GABRIELA signifikant das Risiko für allergische Sensibilisierung (aOR = 0,42, 95% CI, 0,19 – 0,92, p < 0,05). Unter zwölf Monate alte Kinder, welche unbehandelte Bauernhofmilch trinken, erkranken mit hoher Signifikanz seltener an AD als Kinder die Handelsmilch verzehren (aOR = 0,71, 95% CI, 0,58 - 0,86, p < 0,01). Der gemischte Konsum wirkt sich ebenfalls positiv auf die Prävention von Atopie-Erkrankungen aus. Gleichzeitige Aufnahme von Ab-Hof- und Handelsmilch schützen sehr signifikant vor Atopie-Manifestationen (aOR = 0,77, 95% CI, 0,67 - 0,88, p < 0,01) im Vergleich zum ausschließlichen Handelsmilchkonsum jedoch ohne Signifikanz für AD. Erhöhte Molkenproteingehalte der Direktmilch führen im Vergleich zum Verzehr stark wärmebehandelter Handelsmilch nicht zum Anstieg der AD-Erkrankungen (Loss et al. 2011, S. 768 f.).

Es lässt sich festhalten, dass die präventiv wirksamen Bestandteile der Kuhmilch bisher kaum erforscht worden sind. Ob mikrobielle Bestandteile oder unbekannte Probiotika, für die teils positive Wirkung verantwortlich sind, ist nicht gesichert (Mutius 2012, S. 574). Es besteht die Vermutung, dass die hitzeempfindlichen Bestandteile des Molkenproteinanteils projektive Eigenschaften mit sich bringen (Mutius 2012, S. 571). Die Forschungsergebnisse der GABRIELA können genutzt werden, um der Säuglingsnahrung die projektive Wirkung der Rohmilch zu verleihen (Burger 2012, S. 22). Die schützenden Eigenschaften der Milch müssen besser erforscht werden, um neue Präventionsmaßnahmen ergreifen zu können. Sobald die Auslöser der schützenden Wirkung unbehandelter Milch analysiert sind, können Methoden der sicheren und prophylaktischen Milchherstellung- und konservierung entwickelt werden (Loss et al. 2011, S. 772). Diese können verwendet werden um Säuglingsnahrungen anzureichern, da Probiotika, Vitamine, ungesättigte Fettsäuren und andere Rohmilchbestandteile auch der Säuglingsnahrung zugesetzt werden (wie dieses Kapitel im weiteren Verlauf zeigt).

---

[10] Die multidisziplinäre Studie zur Identifizierung der genetischen und umweltbedingten Ursachen von Asthma und Allergien in der Europäischen Gemeinschaft untersucht unter anderem Kinder ländlicher Regionen Deutschland und Polens (siehe hierzu Loss et al. 2011).

4.1.2 VERWENDUNG VON ANDEREN SÄUGETIERMILCHEN AUßER KUHMILCH

In manchen Regionen wird Milch anderer Säugetiere als Säuglingsnahrungsquelle herangezogen, wenn zum Beispiel keine Kuhmilch vorhanden ist oder diese regulär kaum konsumiert wird. Der Einsatz ist kritisch zu bewerten, wie sich nachkommend zeigt. Er wird jedoch teilweise noch praktiziert. Diese Art der Säuglingsnahrungsquelle wird erläutert, um Begründungen für die Relevanz der Verwendung anderer Säuglingsnahrungsquellen zu liefern.

Da in der Milch von Wiederkäuern, wie Ziege oder Schaf, homologe Proteine zur Kuhmilch vorkommen, vertragen Kuhmilchallergiker diese häufig nicht (Jäger und Vieths 2008, S. 196; Järvinen und Chatchatee 2009, S. 253). Casein führt auch durch Milch anderer Säugetiere, besonders durch Schaf und Ziege zu Allergien. Für 70 bis 90 Prozent der Kuhmilchallergieerkrankten sind Ziegen- und Schafmilch durch Homologie zur Kuhmilch unverträglich (Fiocchi et al. 2010, S. 88; Jäger und Vieths 2008, S. 195 ff.; Järvinen und Chatchatee 2009, S. 251, 253). Laut S3-Leitlinie zur Allergieprävention sollten Säuglinge keine Milch von Ziege, Schaf oder Stute erhalten (Arbeitsgemeinschaft der Wissenschaftlichen Medizinischen Fachgesellschaften 2009, S. 2). Stuten- und Eselsmilch sind von Ziege und Schaf zu unterscheiden, da diese besser vertragen werden (Järvinen und Chatchatee 2009, S. 251, 253; Jäger und Vieths 2008, S. 196 f.). Bei 69 Prozent der über sechs Monate alten Kinder mit Kuhmilchproteinallergie in Italien kann Eselmilch laut Empfehlung verwendet werden. Als alleinige Nahrungsquelle sollte Stuten- und Eselmilch jedoch nicht dienen, da Gewichtsverluste des Säugling möglich sind (Fiocchi et al. 2010, S. 88; Tesse et al. 2009, S. 19). Kamelmilch kann bei Kindern mit Kuhmilchproteinallergie ab dem zweiten Lebensjahr laut "Diagnosis and Rationale for Action against Cow' s Milk Allergy" (DRAGMA)-Richtlinie eingesetzt werden. (Fiocchi et al. 2010, S. 88).

Hieraus resultiert, dass die Milch von Säugetieren im Allgemeinen nicht an die Ernährungsbedürfnissen der Säuglinge angepasst ist und deshalb auch nicht eingesetzt werden sollte (Caffarelli et al. 2010, S. 3). Bei Kuhmilchproteinallergie sollte nur in Ausnahmefällen, bei schwerwiegendem klinischen Hintergrund Milch anderer Säugetiere verabreicht werden (Fiocchi et al. 2010, S. 88).

4.1.3 SOJA-UND GETREIDESÄUGLINGSNAHRUNGSEINSATZ

Säuglingsnahrung auf Pflanzenbasis wird neben Säugetiermilch ebenfalls als Ersatz zur Kuhmilch verwendet. Auch der Einsatz von Soja wird als wenig sinnvolle Säuglingsnahrungsquelle erachtet. Um Beweggründe gegen den Einsatz sinnvoll begründen zu können, werden im Anschluss die negativen und positiven Aspekte genannt.

Zunächst werden die Forschungsarbeiten mit Aussprache gegen die Verwendung aufgeführt. Dabei zeichnen sich Säuglingsnahrungen auf Grundlage von Hafer- und Reis durch einen Mangel essentieller Aminosäuren, Mineralstoffen- und Vitaminen aus (Binder 2008, S. 26). Der langwierige Einsatz von Getreide- oder Sojasäuglingsnahrung führt zu Proteinmangel und Gewichtsabnahme (Keller et al. 2012, S. 40). Die Verwendung pflanzlicher Säuglingsnahrungen in isolierter Form ist ohne Anreicherungen oder Beikostgabe kritisch zu betrachten. Die Datenlage bezüglich der Verwendung nicht Soja-basierter, pflanzlicher Säuglingsnahrung ist mangelhaft und lässt deshalb keine eindeutigen Schlüsse zu. Die Inhaltsstoffe sind womöglich nicht an AD angepasst. Wenn Soja-basierte Säuglingsnahrung als Ersatz für Kuhmilch verwendet wird, ist eine Anreicherung mit Mineralstoffen und Vitaminen notwendig (Binder 2008, S. 26). Säuglingsnahrungen auf Reis-, Kokosmilch- oder Mandelbasis sind trotz Vitamin- und Mineralstoffanreicherung wegen geringerer Protein- und Fettgehalte kein Ersatz für Kuhmilch oder Soja-Formula (Keller et al. 2012, S. 40). Der Fettgehalt Soja-proteinbasierter Säuglingsnahrungen ist auf den Zusatz pflanzlicher Öle zurückzuführen. Da Soja-Säuglingsnahrung 1,5 Prozent Phytate enthält und bis zu 30 Prozent des enthaltenen Phosphors an die Phytate gebunden vorliegt, enthalten diese 20 Prozent mehr Kalzium und Phosphor, als kuhmilchbasierte Säuglingsnahrungen (Bhatia und Greer 2008, S. 1062).

Sojasäuglingsnahrungen sind in ihrer Verwendung zwiespältig zu bewerten, die negativen Seiten sind mehrfach belegt. Soja ist keine präventive Säuglingsnahrung bei AD. Dafür sprechen zwei amerikanische klinische Reporte und ein europäischer Artikel (siehe Greer et al. 2008, S. 188; Lifschitz 2008, S. 58; Sicherer und Burks 2008, S. 30). Um AD bei gesunden, unter Risiko stehenden oder an Kuhmilchallergie erkrankten Säuglingen vorzubeugen, zeigt Sojaproteinsäuglingsnahrung, laut eines Cochrane-Reviews von Bhatia und Greer (2008, S. 1066) und eines weiteren, nicht systematischen Reviews von Bahna (2008, S. 457) keine Vorzüge. Bei Kuhmilchproteinallergie sollte eine extensiv hydrolysierte Säuglingsnahrung gewählt werden, da zehn bis vierzehn Prozent der Säuglinge Soja nicht vertragen (Bhatia und Greer 2008, S. 1065). Es gibt den Empfehlungen der AAP zufolge keine klaren Beweise dafür, dass der Einsatz von Sojaprodukten sich auf die AD-Entstehung auswirkt (Thygarajan und Burks 2008, S. 698). Die Verwendung von Sojasäuglingsnahrung wird nach evidenzbasierter S3-Leitlinie nicht zur primären Allergieprävention angepriesen (Munche-Borowski et al. 2009, S. 627). Bei Vorliegen einer Allergie sollte Soja-Säuglingsnahrung nicht vor dem sechsten Lebensmonat verabreicht werden. In den Publikationen von Caffarelli (2010,

S. 6) und Lifschnitz (2008, S. 58) wird dies ebenfalls befürwortet. Auch nach dem sechsten Lebensmonat sollte Sojasäuglingsnahrung nur eingeführt werden, wenn keine Sensibilisierung mit allergischer Immunreaktion auf den Fremdstoff vorliegt (Binder 2008, S. 26). Soja-Formula beeinträchtigen eventuell das körperliche Wachstum des Säuglings durch hormonelle Einflüsse der Phytoöstrogene und Isoflavone. Jedoch mangelt es an Daten welche zeigen, dass Soja-Isoflavone die menschliche Entwicklung oder Hormonwirkung der Säuglinge negativ beeinflussen (Bhatia und Greer 2008, S. 1063; O' Connor 2009, S. 568).

Sojasäuglingsnahrung bietet neben den bisher genannten Nachteilen auch positive Eigenschaften im Hinblick auf die Verwendung. Sojasäuglingsnahrung wird von Säuglingen auf Grund des Geschmacks bevorzugt und ist außerdem preisgünstiger als hydrolysierte Säuglingsnahrung (Lifschitz 2008, S. 58). Kleinkinder bei denen zum ersten Lebensjahr hin der Großteil des Energiebedarfs durch Beikost gedeckt und extensiv hydrolysierte oder aminosäurebasierte Säuglingsnahrung geschmacksbedingt abgelehnt wird, können als Alternative Sojasäuglingsnahrung erhalten (Koletzko et al. 2009, S. 690 f.). Die klinische Studie von Ngamphaiboon et al. mit 382 kuhmilchproteinallergieerkrankten, thailändischen Säuglingen zeigt, dass Sojasäuglingsnahrung die Symptome bei 80 Prozent der Erkrankten linderte (2008, S. 202 f.). Die Verwendung von Sojasäuglingsnahrung bessert die AD im Vergleich zur Ei- und Kuhmilchernährung im Aktivitätsgrad, signifikant im Schweregrad ($p < 0,01$) und mit hoher Signifikanz im Bereichsgrad ($p < 0,005$), zeigt ein auf randomisierten kontrollierten Studien beruhendes Cochrane-Review von Bath-Hextall. Der Juckreiz wird durch die Verwendung nicht verstärkt (2008, S. 138).

Neben Soja kann auf Reis zurückgegriffen werden. In der DRAGMA-Richtlinie sprechen sich Fiocchi et al. nicht für die Verwendung reisbasierter, hydrolysierter Säuglingsnahrung in den ersten Lebensmonaten aus (2010, S. 89). Säuglingsnahrung auf Reisbasis ist nicht hypoallergen. In speziellen Fällen ruft diese Allergien bei australischen Kinder hervor, wie aus der retrospektiven Fall-Kontroll-Studie von Mehr et al. mit geringer Teilnehmerzahl, resultiert ($n = 31$) (2009, S. 222 f.).

4.2 Wirkung der Anreicherungsmethoden auf die atopische Dermatitis

Wie sich rückblickend zeigt, ist der Einsatz anderer Säuglingsnahrungsquellen anstelle der Standardsäuglingsnahrungen, nur bedingt bei AD geeignet. In ihrer Verwendung und Wirksamkeit bei AD bewährte Säuglingsnahrungen werden durch Anreicherung aufgewertet, um die Zusammensetzung der Muttermilch anzupassen (Sherman et al. 2009, S. 61). Den extensiv hydrolysierten und aminosäurebasierten Säuglingsnahrungen werden Mineralien, Vitamine und andere Nährstoffe zugesetzt, da intensive Hydrolyse zu Nährstoffverlust führt (Bahna 2008, S. 454). Die Anreicherung wird vorgenommen, obwohl es an eindeutiger Beweislage der Allergievermeidung durch Zusatz von Antioxidantien, Vitaminen oder Omega-3-Fettsäuren mangelt (Lack 2008, S. 1335). Vorhandene Literatur mit Optimierung der Säuglingsnahrungen wird demzufolge getrennt nach zugesetzten Inhaltsstoffen begutachtet.

4.2.1 PROBIOTIKA

Eine Anreicherungsform bei der Herstellung von Säuglingsnahrung ist die Anreicherung darmaktiver Substanzen wie Probiotika. Sie sollen durch Wachstumsanregung der Bifidobakterien und Laktobazillen eine positive Wirkung auf die Darmflora des Kindes ausüben, da Kinder die Säuglingsnahrung erhalten, eine von gestillten abweichende, Erwachsenen nahekommende Darmflora aufweisen (Sherman et al. 2009, S. 61). Auch hier liegt eine kontroverse Datenlage vor (Bahna 2008, S. 454).

Gegen die Wirksamkeit von Probiotika sprechen die zunächst aufgeführten wissenschaftlichen Beiträge. Bei einer randomisierten kontrollierten Studie von Kopp et al. mit 105 untersuchten Müttern, nehmen das Risiko der AD-Erkrankung und die Schwere der AD des Säuglings innerhalb der ersten zwei Lebensjahre durch die Einnahme von Probiotika vor der Schwangerschaft, bis zu sechs Wochen nach Geburt nicht signifikant ab (p = 0,93). Die Probiotika-Supplementierung bewirkt bei Säuglingen keine Reduktion der Neuerkrankungs- (p = 0,96) und Gesamterkrankungszahlen (p = 0,53) in den ersten zwei Lebensjahren. Auch die Schwere der Erkrankung ist mit dem Placebo vergleichbar (p = 0,80) (Kopp et al. 2008, S. 853). Das AD-Auftreten verändert sich im ersten Lebensjahr nicht durch hydrolysierte Kuhmilchsäuglingsnahrung mit oder ohne *Bifidobacterium bongum*- und *Lactobacillus rhamnosus*-Anreicherung. Dies zeigt sich bei asiatischen Kindern mit hohem Risiko die Probiotika in den ersten sechs Lebensmonaten erhalten. Es kann durch die Studie von Soh et al. kein präventiver Effekt der Anreicherung aufgezeigt werden (22% zu 25 %, p = 0,53). Zur Primärprävention ist die Probiotika-Supplementierung nicht geeignet, zeigt sich anhand der 253 beobachteten Säuglinge (2009, S. 571, 577). Der Zusatz von Probiotika kann bei bestehender Krankheit nicht zur sekundären Prävention befürwortet werden, da die Beweislage laut der S3-Leitlinie mangelhaft ist (Munche-Borowski et al. 2009, S. 628). Für die tertiäre Prävention besteht ebenfalls nicht genug Evidenz, folgt aus dem systematischen Cochrane-Review von Boyle et al. (2008, S. 12). Die finnische randomisierte placebokontrollierte Doppelblindstudie von Nermes et al. mit 93 Säuglingen, lässt ebenfalls auf keine Wirksamkeit zurückschließen. Wenn Säuglinge mit AD drei Monate lang eine extensiv hydrolysierte Casein-Säuglingsnahrung mit oder ohne *Lactobacillus rhamnsus* GG erhalten, entstehen keine signifikanten Unterschiede des AD-Schweregrades und der Bifidobakterienbesiedlung im Darm (p = 0,17) (2011, S. 373, 376). Bei voll gestillten Säuglingen mit einem hohen Risiko zeigt sich in der koreanischen randomisierten kontrollierten Studie von Kim et al. kein Unterschied des AD-Schweregrades im dritten Lebensmonat, wenn die stillende Mutter ein Probiotikamix vier bis acht Wochen vor Geburt bis zum dritten Lebensmonat einnimmt (n = 112, 18,6 % versus Placebo 34,8 %, p = 0,086). Dies ändert sich, wenn der Säugling selbst Probiotika erhält (Kim et al. 2010, S. 389 f.). Wenn eine Mischung aus verschiedenen probiotischen Bakterien verabreicht wird, wozu auch Laktobazillen gehören, zeigt sich für alle Bakterien kein signifikanter Unterschied. Ausschließlich für *Lactobacilli* lässt sich ein signifikanter Zusammenhang der Aufnahme während der Schwangerschaft und Stillzeit und dem AD-Auftreten des Kindes beobachten (Reduktion um 10,6 %, p = 0,045). Es kann daher zufolge der Meta-Analyse von Doege et al. keine Empfehlung für die Verwendung von Probiotika verschiedener Bakterienstämme gegeben werden (2012, S. 5 f.). Ein Probiotika-Mix führt nicht zur Verbesserung des Krankheitsbildes bis zum dritten Lebensjahr und der Lebensmittelsensibilisierung, wenn den Säuglingen vom dritten zum sechsten Lebensmonat eine Probiotika-Mischung durch extensiv hydrolysierte Säuglingsnahrung verabreicht wird, im Vergleich zu gestillten oder herkömmlich ernährten Säuglingen. Auch die Schwere der AD unterscheidet sich nicht zwischen den Gruppen (95 % CI, p = 0,76). Dies ergibt die in kleinem Rahmen durchgeführte Interventionsstudie von Gore et al. mit rund 60 Teilnehmern (2012, S. 117).

Es liegen neben den negativen Aspekten der Probiotikaanreicherung auch Empfehlungen für die Verwendung vor. Der Einsatz in der primären Prävention und Behandlung kann gemäß der Meta-Analyse von Michail et al. (n = 678) und einem Buchbeitrag von Vrese und Schezenmeir, beide beruhend auf randomisierten kontrollierten Studien, insgesamt als wirksam betrachtet werden (Michail et al. 2008, S. 515; Vrese und Schrezenmeir 2008, S. 2). Die Behandlung mit Probitika führt zufolge der Meta-Analyse zu signifikanten Unterschieden der Schweregradverbesserung bei AD, da bei schwerer Ausprägung eine erhöhte Wirksamkeit vorliegt (Abweichung um 3,01; 95 % CI, 5,36 - 0,66, p = 0,01) (Michail et al. 2008, S. 511 f.). Das AD-Risiko vermindert sich gemäß einer Meta-Analyse von Lee et al. zufolge signifikant um 61 Prozent, wenn die Mutter während der Schwangerschaft und/ oder während der Stillzeit Probiotika supplementiert. Hierbei werden sechs präventive und vier AD-behandelnde Studien mit insgesamt 1581 Teilnehmern betrachtet (2008, S. 119). Für die Evidenz der Probiotikaverwendung sprechen laut S3-Leitlinie nur einige in der Leitlinie herangezogene skandinavische Studien mit Einfluss auf die AD-Entwicklung (Munche-Borowski et al.

2009, S. 628). Werden probiotische Bakterien stillenden Müttern vier Wochen vor bis zu drei Monate nach Geburt verabreicht, reduziert sich das Auftreten von AD signifikant bei Kindern ohne Familienvorbelastung, im Vergleich zur Placebogruppe (OR = 0,09, 95 % CI, 0,01 - 0,77, p = 0,028). Dies folgt aus der randomisierten Doppeltblindstudie von Dotterud et al. mit 415 unselektierten schwangeren Müttern und deren Kindern (2010, S. 620). Bei Familienvorbelastung und gleichen Untersuchungsbedingungen zeigt sich in der randomisierten placebokontrollierten klinischen Doppeltblindstudie von Kim et al. mit 112 teilnehmenden Müttern, eine signifikante Reduktion nur im ersten Lebensjahr (18,2 % versus 40,0 %, p = 0,048) In den ersten zwölf Lebensmonaten erkranken die Säuglinge signifikant seltener an AD (36.4 % versus 62.9 %, p = 0.029) (Kim et al. 2010, S. 388 ff.). Von einer signifikanten AD-Verminderung bei Säuglingen mit hohem Risiko durch Gabe von Probiotika mit *Lactobacillus rhamnosus* spricht das Cochrane-Review von Osborn und Sinn (RR = 0,82, 95 % CI 0,70 - 0,95) (2009b, S. 3). Empfohlen wird, entsprechend der bereits genannten Meta-Analyse hoher Evidenz, die ausschließliche Gabe von *Lactobacilli rhamnosus*. Wenn ausschließlich Lactobazillen als Probiotika verabreicht werden, zeigt sich ein signifikanter Zusammenhang zwischen der Gabe während der Schwangerschaft und Stillzeit und dem reduzierten Auftreten der AD (Reduktion um 10,6 %, p = 0,045) (Doege et al. 2012, S. 5 f.). Die randomisierte placebokontrollierte Doppeltblindstudie von Wickens et al. mit 474 Schwangeren bezeugt ähnliche Ergebnisse. Die Schwere der AD vermindert sich durch *Lactobacilli rhamnosus*, anstelle von *Bifidobacterium animalis* ssp. lactis (95 % CI, 0,30 - 0,85, p = 0,01) (2008, S. 791).

Daraus folgend kann die Verwendung von Probiotika nur begrenzt zur Allergieprävention empfohlen werden, da die Beweislage der Wirksamkeit zu schwach ist (Osborn und Sinn 2009b, S. 3).

4.2.3 PREBIOTIKA

Standardsäuglingsnahrungen werden neben Probiotika auch mit Prebiotika angereichert. Auch hier liegen kontroverse Studienergebnisse vor. Als Prebiotika werden nicht verdauliche Oligosaccharide wie Inulin, Oligofructose und Galactooligosaccharide bezeichnet (Vrese und Schrezenmeir 2008, S. 2). Diese müssen, um als solche zu gelten, widerstandsfähig gegen Magensäure, Hydrolyse durch körpereigene Enzyme und Resorption im Darm sein. Sie regen das Wachstum oder die Aktivität der Darmbakterien an, um somit die Darmgesundheit zu fördern (Sherman et al. 2009, S. 63). Oligosaccharide sind nach der Laktose und den Fetten, die dritthäufigsten Bestandteile der Muttermilch, wobei sich ihre Menge und Zusammensetzung während der Stillzeit ändert (Ninonuevo und Bode 2008, S. 8; Sherman et al. 2009, S. 62). Laktose erreicht den Dickdarm zum Teil unverdaut und fundiert so ebenfalls als Prebiotika (Sherman et al. 2009, S. 63). Obwohl die Oligosaccharide der Muttermilch einzigartig und ihrer Struktur unersetzbar sind, werden Säuglingsnahrungen mit Oligosacchariden anderer Struktur mit ähnlicher immunmodulierender Wirkung angereichert (Ninonuevo und Bode 2008, S. 8). Es entsprechen nur wenige, aus einfachen Monosacchariden hergestellten Oligosaccharide, wie Fruktooligosaccharide (FOS) und Galaktooligosaccharide (GOS), diesen Kriterien (Vrese und Schrezenmeir 2008, S. 2). Die Oligosaccharide der Muttermilch sind durch andere natürliche Quellen nicht zu beziehen und chemisch oder enzymatisch zu teuer und aufwendig herzustellen (Costalos et al. 2008, S. 46; Ninonuevo und Bode 2008, S. 8, 10). Die folgende Abbildung zeigt den Unterschied der mütterlichen (Human Milk Oligosaccharide = HMO) und nachgestellten Oligosaccharide (GOS und FOS). Dabei wird deutlich, dass sich beide komplett im Aufbau und den Monosaccharidbestandteilen unterscheiden. Fruktose ist nicht in der Muttermilch, jedoch in den GOS und FOS enthalten. Die N-Acetylneuraminicsäure und Fuktose der Muttermilch kommen in ihrer Form nicht in den nachgestellten Prebiotika vor. Ob diese eine besondere Bedeutung für die Muttermilchschutzfunktion spielen, ist unklar (Ninonuevo und Bode 2008, S. 8).

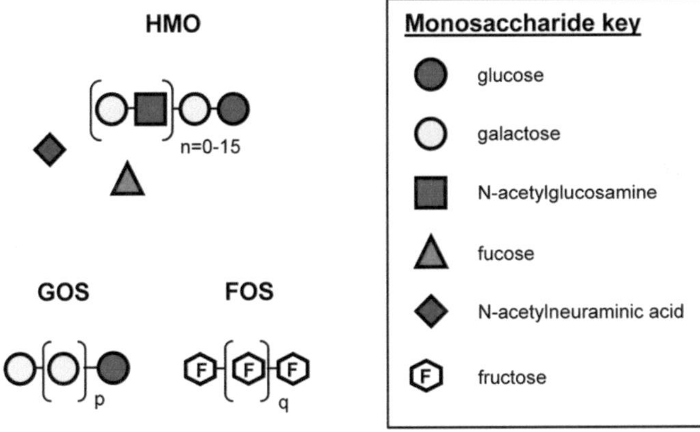

Abbildung 4: Oligosaccharide der Muttermilch (HMO) und nachgestellte Oligossacharide der Säuglingsnahrungen (Ninonuevo und Bode 2008, S. 8).

GOS und FOS führen vor allem bei Kindern mit hohem Allergierisiko zur Antikörperbildung gegen Kuhmilchallergene, der Bildung einer Darmbarriere als Schutz gegen Antigene und bewirken eine gesteigerte Schutzfunktion der Schleimhäute gegen Krankheitserreger (van Hoffen et al. 2009, S. 484,487, Scholtens et al. 2008, S. 1143 f., Schouten et al. 2011, S. 540). Der Erwerb förderlicher Bakterien wird stimuliert. Die verstärkte Immunantwort hemmt die AD-Manifestation (van Hoffen et al. 2009, S. 486). Die Anreicherung lässt sich durch Studien befürworten und kritisieren. Positive Studienergebnisse werden zuerst dargestellt, anschließend die Gegenargumente erläutert.

Prebiotika in Form von GOS und FOS die in einer Studie mit zwölf Mäusen zur AD-Verminderung eingesetzt werden, erweisen sich in der Untersuchung als klinisch wirksam um AD zu therapieren (p < 0,05) (Schouten et al. 2009, S. 1401). Dem schließt sich die randomisierte kontrollierte Studie von Grüber et al. an. Eine Mischung aus GOS, FOS und einer geringen Menge an sauren Pektin-Derivaten vermindern das AD-Auftreten um signifikante 44 Prozent bei Kindern mit geringem AD-Risiko (p = 0,04). Oligosaccharidzugabe ist hier eine erfolgreiche primäre Präventionsmaßnahme. Das AD-Vorkommen ist bei Prebiotikazugabe zur Säuglingsnahrung vergleichbar niedrig wie beim Stillen. Bei Prebiotikazugabe unterscheidet sich das mediane AD-Ausbruchsalter nicht von dem der normalen Säuglingskost (15,1 Wochen mit Prebiotika und 16,8 Wochen beim Placebo) (Grüber et al. 2010, S. 791 ff.). Säuglingsnahrung mit Inulin und kurzkettige GOS im Verhältnis neun zu eins erhöht bei gesunden bis zu 26 Wochen alten Kindern die Darm-Bifidobakterien- (p = 0,04) und fäkalen sIgA-Gehalte (p < 0,001). Deren Anstieg verstärkt die Schleimhautimmunität der Säuglinge (n = 215) (Scholtens et al. 2008, S. 1143 f.). Die sechs bis zwölfwöchige Behandlung der AD mit Ketose als Oligosaccharid führt dazu, dass die Krankheit signifikant schwächer ausgeprägt, und die Bifidobakterienzahl erhöht ist (nach sechs Wochen p = 0,004, nach zwölf Wochen p < 0,001) (Shibata et al. 2009, S. 1399 ff.). GOS und FOS reduzieren die AD-Rate bei sechsjährigen Kindern mit Allergierisiko (van Hoffen et al. 2009, S. 484; Schouten et al. 2011, S. 537). Eine Inulin und GOS angereicherte, teilweise hydrolysierte Säuglingsnahrung reduziert AD signifikant in den ersten zwei Lebensjahren (p < 0,05). Die Reduktion betrifft Säuglinge mit elterlicher Atopie. Dies zeigt die randomisierte kontrollierte Studie von Arslanoglu et al. Mit Maltodextrin-Säuglingsnahrung als Placebo (n = 152) (2008, S. 1093).

Es bestehen des Weiteren Argumente, die gegen eine Verwendung von Prebiotika sprechen. So ist die Anreicherung in manchen Studien nicht mit eindeutiger Wirksamkeit belegt. In der randomisierte kontrollierten Studie von Grüber et al. mit 1130 Teilnehmern bestehen bezüglich der Sensibilisierung auf Kuhmilch keine signifikanten Unterschiede zwischen der Säuglingsnahrung mit und ohne Prebiotika und dem Stillen (p = 0,499 nach sechs und p = 1,0 nach zwölf Monaten). Die Schwere der am stärksten ausgeprägten AD der Säuglinge, welche seit Lebensbeginn an AD leiden, unterscheidet sich nicht signifikant zwischen Prebiotika angereicherter (n = 22) und normaler (n = 39) Säuglingsnahrung (p = 0,713) (2010, S. 793 f.). GOS kann des Weiteren zu allergischen Reaktionen führen, obwohl diese in Japan und Europa als sicher gelten und der Säuglingsnahrung seit langem zugesetzt werden (Chiang et al. 2012, S. 1356 f.). Ob die Kuhmilchallergie durch FOS und/ oder GOS vermindert werden kann, ist unklar und bisher nicht ausreichend untersucht worden (van Hoffen et al. 2009, S. 486). Die Evidenz zur Prebiotika-Verabreichung frühgeborener Säuglinge mit nicht vollständig entwickelter Darmflora ist mangelhaft. Es ist nicht auszuschließen, dass Prebiotika zum Wachstum pathogener Organismen führen, wodurch die unausgereifte Darmepithelbarriere des Säuglings beeinträchtigt und die Ausbildung systematischer Krankheiten begünstigt werden (Sherman et al. 2009, S. 65, 68). Dazu kommt, dass verschiedene Studien schlecht miteinander vergleichbar sind, da oftmals nicht aufgeführt wird, welche genauen Strukturen die verwendeten GOS, FOS und Inulin enthalten (Ninonuevo und Bode 2008, S. 9).

Auch hier kann durch zwiespältige Ergebnisse der förderliche Effekt der Prebiotikagabe nicht eindeutig herausgestellt werden.

4.2.2 SYMBIOTIKA

Probiotika oder Prebiotika sind in getrennter Verabreichung weniger wirksam in der Allergiereduktion als in Kombination. Der Einsatz von Probiotika oder Prebiotika in getrennter Verabreichung lindert die allergischen Hautreaktionen signifikant ($p < 0,05$). Die kombinierte Verwendung führt jedoch zur gesteigerten Wirkung mit höchst signifikanter Symptomverminderung ($p < 0,001$). Zu diesen Ergebnissen kommt die bereits genannte, an zwölf Mäusen durchgeführte in-vivo Studie von Schouten et al.. Um Lebensmittelallergien bei Menschen vorzubeugen, kann die Symbiotikaanreicherung der Untersuchung nach, als sinnvoll erachtet werden (2009, S. 1398 ff.). Die placebokontrollierte mit 90 Säuglingen durchgeführte Blindstudie von van der Aa et al. zeigt, dass Säuglinge mit IgE-vermittelter AD (n = 48) nach zwölfwöchiger Behandlung mit GOS/ FOS und *Bifidobacterium breve* M-16V weniger Allergiesymptome aufweisen, als die Placebogruppe (Mittelwert = -4,6, 95 % CI; 9,1 - 0,1, p = 0,04). Für AD insgesamt lässt sich mit hoher Signifikanz keine Wirksamkeit der Symbiotikaanreicherung auf den AD-Schweregrad anführen ($p < 0,001$). Dieser verringert sich gleichermaßen in der Interventions- und Kontrollgruppe. Unter einem Jahr alte, ausschließlich künstlich ernährte Säuglinge erlangen nach zwölfwöchiger Behandlung mit Symbiotika und einer extensiv hydrolysierten Säuglingsnahrung signifikant erhöhte Bifidobakteriengehalte im Darm ($p < 0,001$). Die Symbiotikamischung wird von den Säuglingen gut angenommen, hat keine Nebenwirkungen, jedoch gemessen am SCORAD auch keine signifikante Besserung der Krankheitsschwere zur Folge (Mittelwert = 1,8; 95 % CI, 2,5 - 6,2, p = 0,40 nach zwölfwöchiger Intervention) (van der Aa et al. 2010, S. 798 ff.). In der randomisierten placebokontrollierten Doppeltblindstudie von Rozé et al. mit 97 Säuglingen wird ihnen eine Säuglingsnahrung mit Probiotika *Lactobacillus rhamnosus* LCS 742 und *Bifidobacterium longum subsp infantis* M 63, Prebiotika aus 96 Prozent GOS und vier Prozent FOS und zusätzlich Rinder-alpha-Laktalbumin aus unbehandeltem Molkenproteinkonzentrat verabreicht. Es zeigt sich im Vergleich zur Standardsäuglingsnahrung nach sechs Monaten eine signifikante AD-Reduktion ($p < 0,05$). Die Anreicherung mit alpha-Laktalbumin und Symbiotika zeigt einen signifikanten Vorteil auf Grund verminderter AD-Erkrankungszahlen und vergleichbarem Wachstum, wenn das Kind nicht gestillt werden kann, und Kaiserschnitte und familiäre Vorgeschichte von der Statistik bereinigt werden (aOR = 0,12; 95% CI 0,02 - 1,04, $p = 0,05$). Der SCORAD beider Gruppen unterscheidet sich nicht in der sechsmonatigen Interventionsphase (p = 0,40) (Rozé et al. 2012, S. 1619).

Die Wirkung der Symbiotika scheint vorteilhaft gegenüber der isolierten Verwendung Darmflora-modulierender Substanzen zu sein. Es können durch mangelnde Datenlage keine eindeutig positiven Rückschlüsse für den Prebiotika- und/ oder Probiotikaeinsatz zur primären und sekundären Prävention bei AD gezogen werden (Wichmann et al. 2012, S. 323).

4.2.3 LANGKETTIGE UNGESÄTTIGTE FETTSÄUREN

Eine gängige Anreicherungsmethode ist die mit ungesättigten Fettsäuren aus Fischöl. Zu den essentiellen, mehrfach ungesättigten Fettsäuren zählen beispielsweise die Eicosapentaensäure (EPA) und die Docosahexaensäure (DHA), welche zur Allergieprävention eingesetzt werden. Die EPA wirkt der IgE-Stimulierung und Bildung entzündlicher Immunprozesse entgegen. Bei Säuglingen mit Atopie im frühen Kindesalter liegen geringere Mengen im Körper vor (Calder et al. 2010, S. 377; Wichmann et al. 2012, S. 322). Die Mutter supplementiert Fettsäuren in der Schwangerschaft und Stillzeit und verabreicht diese beim Abstillen dem Säugling. Die Wirkung auf die AD des Säuglings ist kontrovers:

Fettsäureanreicherung bringt Erfolg in der AD-Behandlung wie die anknüpfend genannte Literatur zeigt. Der mütterliche Fischverzehr während der Schwangerschaft bewirkt eine vorbeugende Wirkung auf die AD- und Lebensmittelallergiemanifestation des Säuglings. Die isolierte Fettsäuregabe wird von Heratizadeh et al. nicht zur AD-Prävention nahegelegt (2011, S. 288). Die AWMF-S3-Leitlinienautoren schließen sich dieser Empfehlung an, indem sie Fischöl zur AD-Prävention in der Schwangerschaft und Stillzeit, und den Fischölzusatz zur Beikostgabe befürworten (Munche-Borowski et al. 2009, S. 627). Diese Maßnahmen zeigen sich als präventiv, mit Evidenzgrad II, laut gut durchgeführter, jedoch nicht randomisierter klinischer Studien (Arbeitsgemeinschaft der Wissenschaftlichen Medizinischen Fachgesellschaften 2009, S. 2 f.). Die Einführung von Fisch vor dem neunten Lebensmonat wirkt sich positiv auf AD aus, was höchstwahrscheinlich am Omega-3-Fettgehalt liegt, da verschiedene Fischarten in der prospektiven Längsschnittstudie von Alm et al. keine unterschiedlichen Wirkungen erzielen (2009, S. 12, 14). Das AD-Erkrankungsrisiko des Säuglings vermindert sich gemäß der randomisierten kontrollierten Studie der KOALA-Kohorte signifikant bis zum siebten Lebensjahr, wenn ein hohes Verhältnis an Omega-6 zu Omega-3-Fettsäuren in der Muttermilch vorliegt. Die Fettsäuren werden von der Mutter während der Schwangerschaft zugeführt (OR = 0,60; CI 0,42 - 0,87, p = 0,012). Dabei sinkt die AD-Erkrankungsquote in den ersten sieben Lebensmonaten. Gleichzeitig steigt der Arachidonsäurespiegel (AA) in der Muttermilch. Das AD-Risiko sinkt in den ersten zwölf Lebensmonaten mit steigenden AA-Werten (OR = 0,92, CI 0,08 - 0,99, p = 0,048). Im zweiten Lebensjahr besteht kein Zusammenhang zwischen den einzelnen Fettsäuren und dem AD-Krankheitsvorhandensein (Notenboom et al. 2011, S. 407 - 414). Bei Kindern kommt AD signifikant seltener im ersten und zweiten Lebensjahr vor, wenn die Muttermilch höhere Konzentrationen an mehrfach ungesättigten Omega-3-Fettsäuren enthält (p = 0,04 und p = 0,024). Hohe Omega-3-Gehalte wirken somit signifikant präventiv, zeigt sich anhand einer weiteren Studie, die ebenfalls mit der KOALA-Kohorte durchgeführt wurde (Thijs et al. 2011, S. 60, 62). Eine ebenfalls randomisierte kontrollierte Studie von Furuhjelm et al. zeigt ähnliche Ergebnisse. Das Ekzemrisiko sinkt im ersten, jedoch nicht im zweiten Lebensjahr mit steigendem Gehalt an Omega-3-Fettsäuren (p = 0,04), konjugierter Linolsäure (p = 0,02) und Transfettsäuren (p = 0,024). AD-Erkrankungen kommen durch Omega-3-Supplementierung im ersten Lebensjahr (p = 0,02) und durch Fischölverzehr während der Schwangerschaft und vor dem neunten Stillmonat, signifikant seltener beim Säugling vor (p = 0,01) (Furuhjelm et al. 2009, S. 1464).

Neben der Fischölsupplementation können weitere Fettsäuren, zum Beispiel aus dem Öl schwarzer Johannisbeerkerne, zur Anreicherung verwendet werden. Hierzu liegt allerdings nur eine Studie vor. Die AD-Erkrankungswahrscheinlichkeit und der AD-Schweregrad sind im ersten Lebensjahr signifikant geringer, wenn Öl der schwarzen Johannisbeerkerne statt Olivenöl während der Schwangerschaft bis Ende der Stillzeit und anschließend dem Säugling in den ersten zwei Lebensjahren verabreicht wird (33,0% versus 47,3 %, p = 0,035). Im Alter von zwei Jahren zeigt sich in der randomisierten placebokontrollierten Doppelblindstudie mit 330 Müttern kein Unterschied mehr (p = 0,18) (Linnamaa et al. 2010, S. 1251 f.).

Omega-3-Fettsäuren kommen auch in der Kuhmilch vor. Deren Gehalt, sowie die Menge an konjugierter Linolsäure variieren je nach Kuhfutter. Um den größtmöglichen Gehalt an konjugierter Linolsäure, Omega-3-Fettsäuren und ein verbessertes Omega-3- zu Omega-6-Verhältnis zu erhalten, sollten Kühe möglichst viel und lang auf der Weide stehen und wenig bis kein stärkereiches Kraftfutter erhalten. Es erscheint sinnvoller, den Anteil gewünschter Fettsäuren in der Milch durch die Kuhhaltung zu beeinflussen, anstatt der Kost der Mutter isolierte Fettsauren zuzusetzen. Die Fettqualität moduliert laut Tagungsbandes des ökologischen Landbaus die Allergieauslösung. Einfluss nehmen besonders die Wiederkäuertransfettsäuren (Baars und Jahreis 2009, S. 418). Laut der KOALA-Studie sinkt das AD-Risiko in den ersten zwei Lebensjahren, wenn das Kind ausschließlich Bio-Milchprodukte anstelle von konventionellen Milchprodukten erhält (OR = 0,64, 95 % CI, 0,44 - 0,93, p = 0,02) und die Mutter Bio-Milchprodukte während der Schwangerschaft verzehrt (Kummeling et al. 2008, S. 601).

Die positive Wirkung auf AD bleibt teilweise aus, wenn Intervention durch Fischölzugabe stattfindet. Canolaöl ist eine Unterart des Rapsöls, die kaum Erucasäure enthält. In den USA und Kanada ist Canolaöl nicht in Säuglingsnahrung zugelassen, in der EU jedoch bereits seit Jahren in Verwendung. Die GINI-Studie untersuchte Säuglingsnahrung mit 25 Prozent Canolaöl in der Fettmischung. Die Säuglinge erhielten ein Standard-Kuhmilchpräparat, extensiv hydrolysiertes Molkenprotein- oder Caseinpräparat oder teilweise hydrolysierte Molkenprotein-Säuglingsnahrung. Es bestehen keine signifikanten Unterschiede der Säuglingsnahrungen bezüglich Körpergröße und Gewicht mit und ohne Canolaöl bei Kindern mit AD (Rzehak et al. 2011, S. 339, 343). Die positive Wirkung der Anreicherung ist gemäß GINI nicht bestätigt.

IgE-vermittelte Allergien (AD und Lebensmittelallergien mit Sensibilisierung) treten bei australischen Kindern im ersten Lebensjahr unabhängig von der Omega-3-Supplementation der schwangeren Mutter gleichhäufig wie beim Placebo auf (aRR = 0.68, 95% CI, 0.43 - 1.05, p = 0.08; aRR = 0.70, 0.45 - 1.09, p = 0.12). (Palmer et al. 2012, S. 3). Der Linolsäure- und alpha-Linolensäure-Gehalt und die Gesamtmenge an Omega-6- und Omega-3-Fettsäuren der Muttermilch stehen im ersten Lebensmonat nicht in Verbindung mit atopischen Erkrankungen, dies zeigt die KOALA-Kohorte (Thijs et al. 2011, S. 62, 85). Es treten keine signifikanten Unterschiede der AD-Erkrankung des Kindes auf, wenn eine allergieerkrankte Mutter Omega-3-Fettsäuren supplementiert (statistische Daten in der Studie nicht veröffentlicht) (Furuhjelm et al. 2009, S. 1464 f.). Gemäß der japanischen Studie von Saito et al. mit 771 Müttern und deren Säuglingen, besteht kein Zusammenhang der mütterlichen Fettsäureaufnahme während der Schwangerschaft und dem AD-Auftreten des Kindes. Dies betrifft die Gesamtfettmenge (p = 0,94), gesättigte (p = 0,85), einfach ungesättigte (p = 0,97), Omega-3- und Omega-6-Fettsäuren (p = 0,97) sowie die einzelnen Fettsäuren (p > 0,5). Der Verzehr an Milchprodukten (p = 0,33) und Fisch (p = 0,61) in der Schwangerschaft schützen nicht vor AD des Kindes (Saito et al. 2010, S. 42 f.). Die Supplementierung mit Omega-3-Fettsäuren bringt keine Besserung der AD, sondern einen nicht signifikanten Anstieg (RR = 1.10, 95% CI 0.78 - 1.54) (Anandan et al. 2009, S. 842). Der Omega-3 und/ oder Omega-6-Fettsäurezusatz kann nicht als Präventionsmaßnahme allergischer Erkrankungen herausgestellt werden. Das systematische Review mit Metha-Analyse von Anandan et al. zeigt keine klare Anreicherungswirksamkeit für die AD-Prävention (2009, S. 847). Kein Beweis liegt vor für den Zusammenhang der Darmfettsäuren oder hervorgebrachten Muttermilch-Omega-3-Fettsäuren und dem AD-Risiko im ersten Lebensjahr. Dies betrifft die einzelnen Fettsäuren sowie die Relation aus Omega-6 zu Omega-3-Fettsäuren. Es besteht eine schwache Beweislage für den Anstieg der AD durch einen hohen Omega-3-Fettsäurespiegel im Darm (OR = 1.47, 95 % CI, 0.96 – 2.24, p = 0.078). Dies ist durch die DPA bedingt, welche das AD-Risiko erhöht (OR = 1,66, 95 % CI, 1,11- 2.48, p = 0,014 für DPA). Hohe Omega-3-Fettsäurespiegel an DPA stehen in Verbindung mit steigendem Risiko für Säuglings-AD, da bei dreimonatigen Kindern mit AD vergleichsweise höhere DPA-Spiegel in der Muttermilch vorliegen, zeigt die klinische Studie mit 224 schwangeren Müttern (Lowe et al. 2008, S. 1747).

Die Ergebnisse im Hinblick auf die positiven Auswirkungen der Fettsäurezugabe zur Nahrung sind insgesamt zwiespältig, wodurch keine klaren Empfehlungen für die Verwendung gegeben werden können. Es liegen einige Ergebnisse vor, die zeigen, dass ein niedriger Omega-3-Fettsäurestatus mit AD zusammenhängt. Dieser Zusammenhang ist nicht gesichert. Ernährungsempfehlungen sind daher nur unsicher zu treffen (Sala-Vila et al. 2008, S. 1446 f.) Im Beitrag des "International Immunonutriton Workshop" kommen die Verfasser zum Schluss, dass vorliegende Studien insgesamt widersprüchliche Ergebnisse zur Fettsäurewirkung auf AD liefern. Es besteht aber laut dieser eine relativ gute Beweislage der positiven Wirkung früher Omega-3-Fettsäureaufnahme auf die Atopie-Sensibilisierung und Ausprägung von Allergien. Es bestehen klare Anzeichen für die Allergiesenkung durch frühe Gabe von Omega-3-Fettsäuren (Calder et al. 2010, S. 378). Neben Fischöl scheinen andere Fettsäuren kaum erforscht worden zu sein. Öl der schwarzen Johannisbeerkerne scheint wirksam und Canolaöl eher unwirksam in der AD-Behandlung zu sein. Es mangelt aber an Studien die Rückschlüsse zur Wirkung zulassen.

4.3 DISKUSSION ÜBER DIE AUSSAGEKRAFT VERWENDETER LITERATUR

Die vorgestellten Erkenntnisse der Säuglingsnahrungsmodulation sollen nun kritisch auf Mängel und Verbesserungspotential untersucht werden.

Die herangezogene Primär- und Sekundärliteratur wird nach absteigender Aussage-kraft gewichtet. Hierzu wird die Einteilung in Evidenzklassen[11] vorgenommen.

Tabelle 5: Evidenzklassen in Anlehnung an das "Deutsche Netzwerk Evidenzbasierter Medizin e.V."

Klasse		Ânforderung an die Studien
I	Ia	Systematische Übersichtsarbeit randomisierter, kontrollierter Studien (eventuell mit Meta-Analyse)
I	Ib	Hoch qualitative randomisierte kontrollierte Studie
II	IIa	Eine gut angelegte kontrollierte Studie ohne Randomisierung
II	IIb	Eine gut angelegte, quasi experimentelle Studie
III		Gut angelegte, nicht experimentelle deskriptive Studien
IV		Berichte/ Meinungen von Expertenkreisen, Konsenuskonferenzen und/ oder klinischer Erfahrung anerkannter Autoritäten

Die Verwendung der Sekundärliteratur begründet sich darin, dass bezüglich der Säug-lingsnahrungsverwendung, der mütterlichen Ernährung sowie Stilldauer sehr wider-sprüchliche Meinungen und abweichende Studienergebnisse vorliegen. Betrachtet man die Wahl der Literatur in "Tabelle 3: Übersicht der verwendeten Literatur mit Einteilung nach Primär- und Sekundärquellen" wird ersichtlich, dass größtenteils Literatur der Evidenzklasse IV herangezogen wird. Kritisch ist ebenfalls die verwendete Menge nicht systematischer Reviews zu betrachten. Es wird versucht diesem entgegenzuwirken, indem eine stärkere Gewichtung auf die Ergebnisse systematischer Reviews und Meta-Analysen aus RCTs gelegt wird. Diese beinhalten eine fokussierte Fragestellung, definierte Einschlusskriterien, Qualitätsbeurteilung und Heterogenität der Studien und sind daher mit der ersten Evidenzklasse versehen. Zur ersten Stufe zählen ebenfalls RCTs mit verdeckter Zuordnung, Messung der Studienausfälle und Verblindung. Von den Studien die verwendet wurden, sind über 60 Prozent randomisiert und kontrolliert, was Evidenzklasse Ib entspricht. Rund zwölf Prozent der Studien liegen in der Evi-

---

[11] Näheres siehe: www.cochrane.de/evidenz-empfehlung und www.ebm-netzwerk.de/was-ist-ebm/images/evidenzklassen.jpg/view (Revisionsdatum 31.05.13)

denzklasse IIb und etwa 20 Prozent entsprechen Klasse III. Wenn sich diese Arbeit ausschließlich auf qualitativ hochwertige Literatur berufen würde, wäre die Zahl der Quellen sehr beschränkt. Auf den Fachliteraturmangel wird im nächsten Kapitel Bezug genommen. Um in dieser Arbeit möglichst viele Forschungsergebnisse aufzugreifen und dabei ein breites Spektrum an Informationen zu erhalten, wurde die Materialwahl mit Rücksicht auf die Aussagekraft der Daten vorgenommen.

Bei den nicht systematischen Übersichtsarbeiten handelt es sich teilweise um Ärzte-meinungen. Die Durchführung findet oft in Kliniken oder in Zusammenarbeit medizi-nischer Einrichtung statt, in denen sich Mütter oder Säuglinge nach der Entbindung stationär und ambulant aufhalten. Säuglingsnahrungsanbieter sind zum Teil an den Studien beteiligt, beziehungsweise es wird Säuglingsnahrung eines speziellen Herstel-lers verwendet. Die Studie von Szajewska und Horvath (2010) wurde beispielsweise von "Nestlé" unterstützt, berichtet Vandenplas (2010, S. 356). Dadurch könnten sich die Ergebnisse verzerren, da diese möglicherweise zu Gunsten der Säuglingsnahrung des beteiligten Herstellers ausfallen.

Neben der statistischen Signifikanz, die auf Minimierung des Zufalls hinweist, ist eben-falls die klinische Relevanz mit der Bedeutsamkeit der Ergebnisse zu beachten. Verzerrungen können auftreten, wenn bei großen Stichproben Ergebnisse als relevant bewertet worden sind, wobei die Signifikanz durch sehr kleine Unterschiede großer Teilnehmerzahlen entsteht. Auch statistisch nicht signifikante Ergebnisse können Rückschlüsse auf einen Effekt zeigen, wenn dieser durch zu kleine Stichprobengrößen nicht signifikant ist. Daher ist eine unzulängliche Bewertung der Signifikanzen möglich. Bei klinischen Studien kann ein Publikationsbias vorliegen, bei dem nur signifikante Ergebnisse publiziert werden. Bei den Fall-Kontroll-Studien werden keine Neuerkran-kungen erfasst. Es können erinnerungsbedingte Verzerrung durch falsche Angaben der Befragten und Einfluss von Störgrößen auftreten, welche die Stärke des Zusam-menhangs beeinflussen. Hier ist es problematisch, eine Kontrollgruppe zu wählen. Durch Kohortenstudien werden Neuerkrankungen und relative Risiken (RR) erfasst. Diese sind bei AD im Säuglingsalter geeignet, da die Krankheitsdauer meist nach wenigen Jahren endet, wodurch das Follow-up eingegrenzt werden kann. Der Nachteil bei diesen ist die Verzerrung durch Studienabbrecher oder Störgrößen. Durch Adjustie-rung können diese jedoch bereinigt werden. Die betrachteten Meta-Analysen haben alle eine Fallzahl von über 600 Probanden aufzuweisen, was deren Aussagekraft erhöht. Bei klinischen Studien, Fallberichten und deskriptiven Studien liegt teilweise eine geringe Fallzahl vor, die Aussagekraft der Studien ist folglich gering. Kohortenstu-dien weisen eine große Untersuchungszahl auf (Prel 2009, S. 101 f.)

Die erhaltenen Einträge in den Datenbanken können an dieser Stelle nicht genannt werden, da die Suche nicht nur zu einem Zeitpunkt, sondern ständig mit immer wieder veränderter Eingabe der Suchbegriffe stattfand. Dies ist eventuell kritisch zu bewerten. Auch Fehler in der Genauigkeit und Vollständigkeit können bei der Literaturbeschaffung aufgetreten sein. Es ist möglich, dass nicht relevante Studien einbegriffen oder relevante Studien nicht gefunden worden sind. Bei der Verwendung von MeSH kann es zu Ungenauigkeiten kommen, wenn durch uneinheitliche Indexierung relevante Literatur nicht gefunden oder noch nicht verschlagwortete Artikel nicht aufgeführt werden. Für neue Suchbegriffe existierte teilweise noch kein MeSH. Dem wurde versucht entgegenzuwirken, indem gleichzeitig Keywords gesucht wurden, Literatur der Referenzen aufgesucht und ähnliche Publikationen in den Datenbanken anzeigt wurden. Bei den Ergebnissen kann eine Verzerrung durch falsche Rückschlüssel der Autoren verwendeter Literatur sowie der Verfasserin der vorliegenden Arbeit nicht ausgeschlossen werden. In der Praxis liegt die Problematik vor, dass bei der Anwendung der Empfehlungen das Vorhandensein der Säuglingsnahrungen nicht gewährleistet ist. Der Preis ist teilweise sehr unterschiedlich, durch Kosten-Nutzen-Abwägung entscheidet die Mutter sich dann für die preisgünstigere Säuglingsnahrung, mit eventuell ebenfalls präferiertem Geschmack. Limitationen dieser und weiterer Art sind in der vorhandenen Arbeit nicht auszuschließen.

5. SCHLUSSFOLGERUNG UND AUSBLICK

Die vorgestellten Säuglingsnahrungsarten- und Anreicherungsmethoden sind in begrenztem Maß allgemeingültig empfehlenswert. Es besteht weiterhin Forschungsbedarf. Die Arbeit bringt die Wissenschaft in diesem Bereich voran, da AD oft auftritt, viele Säuglingsnahrungen auf dem Markt sind, jedoch wenig Forschung und Optimierung betrieben werden. Das Fachpersonal sollte durch die Erkenntnisse dazu aufgerufen werden, Mütter bereits in der Schwangerschaft aufzuklären und auf präventive Maßnahmen hinzuweisen.

Die Arbeit zeigt, dass Standardsäuglingsnahrungen, die bei AD bewährt sind, in den Studien nicht immer die gleiche Wirkung haben. Auch das Stillen ist kontrovers zu betrachten. Mütterliche Auslassdiäten sind eher negativ zu bewerten, aber auch hier bestehen positive Beiträge. Andere Säuglingsnahrungsquellen sind nicht eindeutig positiv zu belegen, dies trifft auch auf die Anreicherung bewährter Säuglingsnahrungen zu. Insgesamt zeigt sich keine klare Datenlage betreffender Säuglingsnahrungsempfehlungen für AD. Es sind ausschließlich kontroverse Studiendaten vorhanden.

5.1 HANDLUNGSEMPFEHLUNGEN UND KONSEQUENZEN

Spezielle Säuglingsnahrung ist offenbar in anderen Ländern nicht bekannt und verfügbar, weshalb die Anwendungsempfehlungen nur begrenzt auf einen weiteren Flächenraum übertragen werden können. Es ist ebenfalls zu berücksichtigen, dass verschiedene Regionen andere Still- und Ernährungsgewohnheiten haben. In einigen Ländern wird beispielsweise früh Eselsmilch oder Sojasäuglingsnahrung verabreicht, die in anderen Regionen abgelehnt oder nicht bekannt ist. Säuglingsnahrung muss immer dem individuellen Fall angepasst werden. Vorerkrankungen in der Familie, Erkrankungen und Allergien des Säuglings sowie das Stillverhalten der Mutter spielen eine wesentliche Rolle in der Wirkung der Säuglingsnahrungsintervention. Auch die Mutter kann bereits in der Schwangerschaft präventiv handeln. Bei den Empfehlungen zur Säuglingsnahrungsverwendung sowie dem Ernährungsverhalten der Mutter müssen diese Aspekte berücksichtigt werden.

5.2 FORSCHUNGSBEDARF

Die Handlungsempfehlungen für die Forschung beruhen auf der Entwicklung neuer Säuglingsnahrungen, beziehungsweise Optimierung der Inhaltsstoffe und Herstellungsverfahren. Es werden einige Beispiele aufgeführt, in denen Autoren weitere Forschung fordern. Dadurch wird die Problematik des Themengebietes deutlich. Dem BfR zufolge besteht ein Datenmangel, im Hinblick auf die Allergenitätsveränderung der Milchproteine durch Erhitzungsprozesse. Ob allergene Stoffe der Milch durch technologische Verfahren reduziert werden können, gilt es zu durchleuchten (Bundesinstitut für Risikobewertung 2009, S. 1). Die Interventionsdauer der Säuglingsnahrungsanwendung bedarf weiteren Untersuchungen um die Langzeitwirkung der Säuglingsnahrung feststellen zu können (Szajewska und Horvath 2010, S. 436). Eine Studie der KOALA-Kohorte kommt zum Schluss, dass die kommende Forschung Säuglingsnahrung und andere Kuhmilchprodukte getrennt behandeln und die orale Toleranzgrenze der Kuhmilch beachten sollte (Snijders et al. 2008, S. 144). Durch inkonsistente Datenlage sind weitere groß angelegte Studien erforderlich mit Vergleich zwischen der Wirkung hydrolysierter Säuglingsnahrungen und Kuhmilch. Säuglinge die nicht vollständig gestillt werden können, sind auf Hydrolysate mit sicherer Wirksamkeit angewiesen (Sinn und Osborn 2010, S. 535). Es mangelt an Studien mit Untersuchungen des Zusammenhangs zwischen mütterlicher Ernährung und Antigenen in der Muttermilch (Flohr et al. 2011, S. 1288). Um die Präventions- und Behandlungsmöglichkeiten der AD durch mütterliche und kindliche Ernährung aktualisieren zu können, ist weitere Forschung notwendig, schlussfolgert ein AAP-Report (Shibata et al. 2009, S. 32). Die präventive Wirkung von Probiotika und Prebiotika in Bezug auf Nahrungsmittelallergien bei AD ist ebenfalls nicht ausreichend belegt (Wichmann et al. 2012, S. 323). Darauf aufbauend sollten die immunaktiven Bestandteile und die Wirkungsweise der Probiotika/ Prebiotika sowie die Zeitspanne und die Menge der Verabreichung genauer festgelegt und Kriterien bestimmt werden, für welche Säuglinge der Einsatz sinnvoll ist (Heratizadeh et al. 2011, S. 289). Dem amerikanischen Artikel von Ninonuevo und Bode zufolge, muss die Wirkung der Säuglingsnahrungs-Oligossacharide erforscht werden, um säuglingsnahrungsernährte Neugeborene mit strukturell und quantitativ denselben Oligosacchariden zu versorgen wie sie in der Muttermilch vorliegen (2008, S. 10). Hierzu sind Studien notwendig die gezielt die Wirkung der Probiotika auf Allergien untersuchen (Wickens et al. 2008, S. 794). Die Studie von Campeotto et al. berichtet, dass ihre Erkenntnisse mit mehr Teilnehmern beurteilt werden sollten, und die genauen Vorgänge im Körper durch Prebiotika Nachforschung benötigen (2011, S. 1850). Was die Anreicherung mit Fettsäuren betrifft, besteht ebenfalls Forschungsbedarf. Es fehlt an Daten zur Wirkung der essentiell ungesättigten Fettsäuren auf das Erkrankungsrisiko. Diese sind notwendig, um den Einsatz zur Allergieprävention ausbauen zu können (Wichmann et al. 2012, S. 323). Die Mechanismen des Zusammenhangs zwischen mütterlicher Fettsäureaufnahme und AD beim Säugling sind nicht ausreichend erforscht und deshalb noch unklar, berichtet eine mit der KOALA-Kohorte durchgeführte Studie. Weitere Studien sind notwendig, um die Auswirkung der Fettsäuremenge- und Quelle ausfindig zu machen (Notenboom et al. 2011, S. 415). Es werden zusätzliche Studien benötigt, die den Zusammenhang zwischen Fettsäuren und AD mit größeren Teilnehmerzahlen wiederholt untersuchen um die Vorgänge im Körper nach der Aufnahme nachzuvollziehen (Saito et al. 2010, S. 45). Der Bedarf weiterer Studien betrifft auch die Milch anderer Säugetiere. Die Wirkung der Eselsmilch muss der italienischen Studie von Tesse et al. zufolge mit längerem Follow-up wiederholt werden, um aussagekräftige Ergebnisse zu erhalten (2009, S. 19).

Die Literatur enthält meist Vorschläge, Vermutungen oder Andeutungen über einen möglichen Zusammenhang. Konkrete Fakten werden selten genannt. Auch in den Leitlinien sind klare Erkenntnisse dürftig. Es liegen Empfehlungen in Aufsätzen vor die Leitlinien zu überarbeiten. Die Autoren sehen ihre eigenen Ergebnisse als unzureichend an und fordern meist weitere Studien in größerem Rahmen mit längerem Follow-up. Die vorliegende Arbeit soll dazu anregen weiter Forschung zu betreiben. Zu kontroverse Ergebnisse existieren, um gezielte Empfehlungen geben zu können. Heterogenität der Untersuchungen gilt es in Zukunft zu reduzieren.

6. ZUSAMMENFASSUNG UND SUMMARY

6.1 ZUSAMMENFASSUNG

Kinder mit Nahrungsmittelallergie leiden fast immer an AD. Die Lebensmittelallergie löst die Hautreaktionen aus oder verstärkt diese. Kuhmilch nimmt als erstes und häufigstes Allergen als Bestandteil kuhmilchbasierter Säuglingsernährung eine Sonderrolle ein. Gegen die Kuhmilchproteinallergie wird mit steigendem Alter meist eine Toleranz entwickelt. Säuglinge müssen eine speziell auf die Kuhmilchproteinallergie abgestimmte Ernährung erhalten. Durch Hydrolyse wird die Allergenität der Kuhmilchproteine auf unterschiedliche Stufen herabgesetzt, wodurch hypoallergene Säuglingsnahrungen entstehen. Primäre Prävention wird hauptsächlich bei Säuglingen mit familiärer Verbelastung durchgeführt, da die familiäre AD ein bedeutender Risikofaktor ist. Durch die frühe Gabe teilweise hydrolysierter Säuglingsnahrung kann die AD-Manifestation verhindert oder hinausgezögert werden. Teilweise hydrolysierte Säuglingsnahrung ist zur Prävention bei gesunden Säuglingen, nicht aber bei Säuglingen mit Kuhmilchproteinallergie empfehlenswert. Die Symptomlinderung wird durch extensiv hydrolysierte Säuglingsnahrung erreicht. Diese hat sich in ihrer Wirksamkeit bei Kuhmilchproteinallergie, hohem Risiko und schwerer Verlaufsform bewährt. Wenn die extensiven Hydrolysate trotzdem Unverträglichkeiten hervorrufen, sollte aminosäurebasierte Säuglingsnahrung, die nicht allergen ist und deshalb fast immer vertragen wird, verwendet werden. Stillen wirkt präventiv im Vergleich zur regulären Kuhmilchsäuglingsnahrung. Die Mutter sollte ihr Kind den Empfehlungen zufolge, mindestens vier Monate ausschließlich stillen. Positive Auswirkungen des Stillens unterliegen dennoch einer mangelnden Beweislage. Ob die Mutter ihre Ernährung durch Einschränkungen allergener Lebensmittel, unter anderem der Kuhmilchrestriktion, an die Allergie des Säuglings anpassen sollte, ist auf Grund einer unklaren Beweislage strittig. Rohmilch sollte dem Säugling nicht pauschal verabreicht werden, vielmehr sollten die schützenden Inhaltsstoffe der Milch der Säuglingsnahrung separat zugesetzt werden. Die Milch von Säugetieren sowie pflanzliche Säuglingsnahrungen sind nicht an den Nährstoffbedarf des Säuglings angepasst und besitzen keine präventive Wirkung. Die Probiotika, Prebiotika und Symbiotika haben gemäß den Studienergebnissen keine eindeutige positive Krankheitsbeeinflussung. Symbiotika scheinen vorteilhafter zu sein als die isolierte Verabreichung der Pro- oder Prebiotika. Die Fettsäureanreicherung zeigt sich in den Studien ebenfalls widersprüchlich was die Verbesserung der AD betrifft. Die positiven Wirkungen sind jedoch relativ gut belegt, weshalb der Einsatz eher befürwortet werden kann. Als Resultat lässt sich festhalten, dass zu Säuglingsnahrungsinhaltsstoffen besteht. Kontroverse Studienergebnisse sollten erneut überprüft und weitere Untersuchungen in größerem Rahmen durchgeführt, sowie Auswirkungen der Aufnahme auf den Organismus weiter erforscht werden.

6.2 SUMMARY

Atopic dermatitis (AD) is a common disease from which most infants with a food allergy suffer. The food allergy releases or intensifies the allergic skin reactions of AD. Cow's milk is the first and most frequent allergen infants are exposed to by drinking cow's milk based formula. Therefore infants require a special diet, which is adapted to the cow's milk protein allergy (CMPA). The allergenicity of the cow's milk proteins is decreased to different levels through hydrolysis. In this way, hypoallergenic formulas are formed. Partially hydrolyzed formulas are especially used for the prevention of AD for healthy infants with a genetic disposition but without CMPA. Extensive hydrolysed infant formula is effective in the treatment of CMPA for genetic disposition and severe AD. Their utilization leads to the smallest numbers of affected infants. If extensive hydrolysed formula is not tolerated, amino acid formula should be used, which is tolerated by almost all individuals. The application is differentiated by the prevention of skin outcomes or the treatment of symptoms. Primary prevention is advisable for infants with a positive atopic family history. The manifestation of AD could be hindered by the use of hydrolysis. The secondary prevention is used for alleviation of symptoms through extensive hydrolysed formulas. Breastfeeding is preventive; therefore, the mother should exclusively breastfeed her infant for at least four months. Restrictions of the mother's nutrition as well as the delayed introduction of solids in the infant's nutrition are not proven in their allergy preventive effect. Raw cow's milk may contain substances with a positive impact on the AD. The milk of mammals or plant based formulas are not adapted to the nutritional requirements of infants. Additionally, their preventive impact is not ensured. Probiotics, prebiotics and symbiotics may relieve the AD. Symbiotics show the biggest, yet still controversial success. The supplementation of unsaturated long chain fatty acids shows relatively proficient efforts in the therapy of AD. Altogether the use of other formula basis or the enrichment of appropriate formula induces no confirmed benefits in the treatment of AD. Most of the trials show controversy results. There is a need for research regarding the infant formulas to protect or treat AD. Their effects should be proved through lager investigations to reach scientific evidence.

LITERATURVERZEICHNIS

Aa, L. B. van der; Heymans, H. S.; van Aalderen, W. M.; Sillevis Smitt, J. H.; Knol, J.; Ben Amor, K. et al. (2010): Effect of a new synbiotic mixture on atopic dermatitis in infants: a randomized-controlled trial. In: *Clinical & Experimental Allergy*.

Agostoni, C.; Decsi, T.; Fewtrell, M.; Goulet, O.; Kolacek, S.; Koletzko, B. et al. (2008): Complementary feeding: a commentary by the ESPGHAN Committee on Nutrition. In: *J Pediatr Gastroenterol Nutr* 46 (1), S. 99–110.

Alexander, D. D.; Cabana, M. D. (2010): Partially Hydrolyzed 100% Whey Protein Infant Formula and Reduced Risk of Atopic Dermatitis: A Meta-analysis. In: *Journal of Pediatric Gastroenterology and Nutrition* 50, S. 422–430.

Alexander, D. D.; Schmitt, Donald F.; Tran, N. L.; Barraj, L.M; Cushing, C. A. (2010): Partially hydrolyzed 100% whey protein infant formula and atopic dermatitis risk reduction: a systematic review of the literature. In: *Nutrition Reviews* 68 (4), S. 232–245.

Alm, B.; Aberg, N.; Erdes, L.; Mollborg, P.; Pettersson, R.; Norvenius, S. G. et al. (2009): Early introduction of fish decreases the risk of eczema in infants. In: *Archives of Disease in Childhood* 94 (1), S. 11–15.

Anandan, C.; Nurmatov, U.; Sheikh, A. (2009): Omega 3 and 6 oils for primary prevention of allergic disease: systematic review and meta-analysis. In: *Allergy* (64), S. 840–848.

Apps, J. R.; Beattie, R. M. (2009): Cow's milk allergy in children. In: *British Medical Journal* 339, S. 343–345.

Arbeitsgemeinschaft der Wissenschaftlichen Medizinischen Fachgesellschaften (2009): S3-Leitlinie Allergieprävention. In: *Deutsche Gesellschaft für Allerologie und klinische Immunologie*, S. 1–12.

Arslanoglu, S.; Moro G. E.; Schmitt, J.; Tandoi, L.; Rizzardi, S.; Boehm, G. (2008): Early Dietary Intervention with a Mixture of Prebiotic Oligosaccharides Reduces the Incidence of Allergic Manifestations and Infections during the First Two Years of Life. In: *The Journal of Nutrition*, S. 1091–1095.

Baars, T.; Jahreis, G. (2009): Allergiezusammenhänge im Überblick: Milchfettqualität als schützende Maßnahme gegen Allergien. In: J. Mayer, T. Alföldi, F. Leiber, D. Dubois, P. Fried, F. Heckendorn et al. (Hg.): Werte - Wege - Wirkungen: Biolandbau im Spannungsfeld zwischen Ernährungssicherung, Markt und Klimawandel Beiträge zur 10. Wissenschaftstagung. Beiträge zur 10. Wissenschaftstagung Ökologischer Landbau, ETH Zürich, 11.-13. Februar 2009. Band 1: Boden, Pflanzenbau, Agrartechnik, Umwelt- und Naturschutz, Biolandbau international, Wissensmanagement, Bd.2. 2 Bände. Berlin: Verlag Dr. Köster, Berlin, S. 416–419.

Bahna, S. L. (2008): Hypoallergenic formulas: optimal choices for treatment versus prevention. In: *Ann Allergy Asthma Immunol* 101, S. 453–459.

Bath-Hextall, F. J. (2008): Review: special diets, including egg and cow' s milk exclusion, a few-foods diet, and an elemental diet, are not effective in unselected cases of atopic eczema. In: *EBM October 2008 Vol 13 No 5* 13 (5), S. 138, zuletzt geprüft am 15.01.2013.

Bath-Hextall, F. J.; Delamere, F.M; Williams, H. C. (2008): Dietary exclusions for established atopic eczema (Review). In: *The Cochrane Library* (4), S. 1–29.

Berg, A. von (2009): Modified Proteins in Allergy Prevention. In: *Nestlé Nutr Inst Workshop Ser Pediatr Program* 64, S. 239–250.

Berg, A. von; Filipiak-Pittroff B.; Krämer, U.; Link E.; Heinrich J.; Koletzko, S. (2012): Die German Infant Nutritional Intervention Study (GINI) zur präventiven Wirkung von Hydrolysatnahrungen bei Kindern mit Allergierisiko. Design und ausgewählte Ergebnisse. In: *Allergologie* 35 (1), S. 32–43.

Berg, A. von; Filipiak-Pittroff, B.; Krämer, U.; Link, E.; Bollrath, C.; Brockow, I. et al. (2008): Preventive effect of hydrolyzed infant formulas persists until age 6 years: Long-term results from the German Infant Nutritional Intervention Study (GINI). In: *Journal of Allergy and Clinical Immunology* 121 (6), S. 1442–1447.

Berg, A. von; Krämer, U.; Link, E.; Bollrath, C.; Heinrich, J.; Brockow, I. et al. (2010): Impact of early feeding on childhood eczema: development after nutritional intervention compared with the natural course - the GINIplus study up to the age of 6 years. In: *Clinical & Experimental Allergy* 40, S. 627–636.

Bhatia, J.; Greer, F. (2008): Use of Soy Protein-Based Formulas in Infant Feeding. In: *Pediatrics* 121 (5), S. 1062–1068.

Binder, C. (2008): Diätempfehlungen bei Neurodermitis. In: *Ernährung* 2 (1), S. 26–27.

Boyle, R. J.; Bath-Hextall, F. J.; Leonardi-Bee, J.; Murrell, D. F.; Tang, M. L. K.(2008): Probiotics for treating eczema (Review). In: *The Cochrane Library* 4, S.1-39.

Brockow, I.; Zutavern, A.; Hoffmann, U.; Grubl, A.; Berg, A. von; Koletzko, S. et al. (2009): Early allergic sensitizations and their relevance to atopic diseases in children aged 6 years: results of the GINI study. In: *J Investig Allergol Clin Immunol* 19 (3), S. 180–187.

Bruker, M. O.; Jung, M. (2010): Der Murks mit der Milch. [Gesundheitsgefährdung durch Milch, von der Bauernmilch zur Industriemilch, Genmanipulation]. 2. Aufl. Lahnstein: Emu, Verl. für Ernährung, Medizin und Umwelt.

Bundesinstitut für Risikobewertung (2009): BfR sieht Forschungsbedarf zum Einfluss der Milchverarbeitung auf das allergene Potenzial von Kuhmilch. Stellungnahme Nr. 021/2009 des BfR vom 13. Februar 2009, S. 1–6.

Burger, K. (2012): Revival der Rohmilch. Direkt aus dem Kuh-Euter kann Milch gefährlich sein. Doch Wissenschaftler stellen zunehmend fest, dass sie die Gesundheit womöglich auch fördert. In: *Süddeutsche Zeitung* 10./11.11.2012 (260), S. 22.

Caffarelli, C.; Baldi, F.; Bendandi, B.; Calzone, L.; Marani, M.; Pasquinelli, P. (2010): Cow's milk protein allergy in children: a practical guide. In: *Ital J Pediatr* 36 (1), S. 5.

Calder, P. C.; Kremmyda, L.-S; Vlachava, M.; Noakes, P. S.; Miles, E. A. (2010): Is there a role for fatty acids in early life programming of the immune system? In: *Proc. Nutr. Soc.* 69 (3), S. 373–380.

Campbell, D. E. (2012): Role of food allergy in childhood atopic dermatitis. In: *Journal of Paediatrics and Child Health* 48 (12), S. 1058–1064.

Campeotto, F.; Suau, A.; Kapel, N.; Magne, F.; Viallon, V.; Ferraris, L. et al. (2011): A fermented formula in pre-term infants: clinical tolerance, gut microbiota, down-regulation of faecal calprotectin and up-regulation of faecal secretory IgA. In: *Br J Nutr* 105 (12), S. 1843–1851.

Carlsten, C.; Dimich-Ward, H.; Ferguson, A.; Watson, W.; Rousseau, R.; DyBuncio, A. et al. (2013): Atopic dermatitis in a high-risk cohort: natural history, associated allergic outcomes, and risk factors. In: *Annals of Allergy, Asthma & Immunology* 110 (1), S. 24–28.

Chen, F.-M; Lee, J.-H; Yang, Y.-H; Lin, Y.-T; Wang, L.-C; Yu, H.-H; Chiang, B.-L (2012): Analysis of α-lactalbumin-, β-lactoglobulin-, and casein-specific IgE among children with atopic diseases in a tertiary medical center of northern Taiwan. In: *Journal of Microbiology, Immunology and Infection*, S. 2–7.

Chiang, W. C.; Huang, C.-H; Llanora, G. V.; Gerez, I.; Goh, S. H.; Shek, Lynette P.C et al. (2012): Anaphylaxis to cow's milk formula containing short-chain galacto-oligosaccharide. In: *Journal of Allergy and Clinical Immunology* 130 (6).

Collier, R. (2000): Milchallergie. Eine unterschätzte Gefahr / Renate Collier. Bad Schönborn: Verl. Ganzheitl. Gesundheit.

Costalos, C.; Kapiki, A.; Apostolou, M.; Papathoma, E. (2008): The effect of a prebiotic supplemented formula on growth and stool microbiology of term infants. In: *Early Human Development* 84 (1), S. 45–49.

Dattner, A. M. (2010): Breastfeeding and atopic dermatitis: protective or harmful? facts and controversies. In: *Clinics in Dermatology* 28 (1), S. 34–37.

Doege, K.; Grajecki, D.; Zyriax, B.-C; Detinkina, E.; Eulenburg, C. zu; Buhling, K. J. (2012): Impact of maternal supplementation with probiotics during pregnancy on atopic eczema in childhood – a Meta-analysis. In: *British Journal of Nutrition* 107 (1), S. 1–6.

Dotterud, C.K; Storrø, O.; Johnsen, R.; Øien, T. (2010): Probiotics in pregnant women to prevent allergic disease: a randomized, double-blind trial. In: *British Journal of Dermatology* 163 (3), S. 616–623.

Dubakiene, R.; Rudzeviciene, O.; Butiene, I.; Sezaite, I.; Petronyte, M.; Vaicekauskaite, D.; Zvirbliene, A. (2012): Studies on Early Allergic Sensitization in the Lithuanian Birth Cohort. In: *The Scientific World Journal* 2012 (5), S. 1–6.

Duncan, J. M.; Sears, M. R. (2008): Breastfeeding and allergies: time for a change in paradigm? In: *Current Opinion in Allergy and Clinical Immunology* 8 (5), S. 398–405.

Ege, M. J.; Herzum, I.; Büchele, G.; Krauss-Etschmann, S.; Lauener, R. P.; Roponen, M. et al. (2008): Prenatal exposure to a farm environment modifies atopic sensitization at birth. In: *Journal of Allergy and Clinical Immunology* 122 (2), S. 407–412.

Eller, E.; Kjaer, H. F.; Høst, A.; Andersen, K. E.; Bindslev-Jensen, C. (2009): Food allergy and food sensitization in early childhood: results from the DARC cohort. In: *Allergy* 64 (7), S. 1023–1029.

Fiocchi, A.; Brozek, J.; Schünemann, H.; L. Bahna, S.; Berg, A. von; Beyer, K. et al. (2010): Diagnosis and Rationale for Action against Cow's Milk Allergy (DRACMA) Guidelines. In: *Pediatric Allergy and Immunology* 21, S. 1–125.

Flohr, C.; Nagel, G.; Weinmayr, G.; Kleiner, A.; Strachan, D.P; Williams, H.C (2011): Lack of evidence for a protective effect of prolonged breastfeeding on childhood eczema: lessons from the International Study of Asthma and Allergies in Childhood (ISAAC) Phase Two. In: *British Journal of Dermatology* 165 (6), S. 1280–1289.

Furuhjelm, C.; Warstedt, K.; Larsson, J.; Fredriksson, M.; Böttcher, M. F.; Fälth-Magnusson, K.; Duchén, K. (2009): Fish oil supplementation in pregnancy and lactation may decrease the risk of infant allergy. In: *Acta Paediatrica* 98 (9), S. 1461–1467.

Giwercman, C.; Halkjaer, L. B.; Jensen, S. M.; Bønnelykke, K.; Lauritzen, L.; Bisgaard, H. (2010): Increased risk of eczema but reduced risk of early wheezy disorder from exclusive breast-feeding in high-risk infants. In: *Journal of Allergy and Clinical Immunology* 125 (4), S. 866–871.

Gore, C.; Custovic, A.; Tannock, G. W.; Munro, K.; Kerry, G.; Johnson, K. et al. (2012): Treatment and secondary prevention effects of the probiotics Lactobacillus paracasei or Bifidobacterium lactis on early infant eczema: randomized controlled trial with follow-up until age 3 years. In: *Clin Exp Allergy* 42 (1), S. 112–122.

Greer, F. R.; Sicherer, S. H.; Burks, A. W. (2008): Effects of Early Nutritional Interventions on the Development of Atopic Disease in Infants and Children: The Role of Maternal Dietary Restriction, Breastfeeding, Timing of Introduction of Complementary Foods, and Hydrolyzed Formulas. In: *Pediatrics* 121 (1), S. 183–191.

Grimshaw, K. E. C.; Allen, K.; Edwards, C. A.; Beyer, K.; Boulay, A.; van der Aa, L. B. et al. (2009): Infant feeding and allergy prevention: a review of current knowledge and recommendations. A EuroPrevall state of the art paper. In: *Allergy* 64 (10), S. 1407–1416.

Grüber, C.; van Stuijvenberg, M.; Mosca, F.; Moro, G.; Chirico, G.; Braegger, C. P. et al. (2010): Reduced occurrence of early atopic dermatitis because of immunoactive prebiotics among low-atopy-risk infants. In: *Journal of Allergy and Clinical Immunology* 126 (4), S. 791–797.

Han, Y.; Chung, S. J.; Kim, J.; Ahn, K.; Lee, S. (2009): High sensitization rate to food allergens in breastfed infants with atopic dermatitis. In: *Ann Allergy Asthma Immunol* 103, S. 332–336.

Heinrich, J.; Brüske, I.; Schnappinger, M.; Standl, M.; Flexeder, C.; Thiering, E. et al. (2012): Die zwei deutschen Geburtskohorten GINIplus und LISAplus. Design und ausgewählte Ergebnisse zweier deutscher Geburtskohorten zum natürlichen Verlauf atopischer Erkrankungen sowie deren Determinanten. In: *Bundesgesundheitsbl.* 55 (6-7), S. 864–874.

Heratizadeh, A.; Wichmann, K.; Werfel, T. (2011): Food Allergy and Atopic Dermatitis: How Are They Connected? In: *Curr Allergy Asthma Rep* 11 (4), S. 284–291.

Hoffen, E. van; Ruiter, B.; Faber, J.; M'Rabet, L.; Knol, E.F; Stahl, B. et al. (2009): A specific mixture of short-chain galacto-oligosaccharides and long-chain fructo-oligosaccharides induces a beneficial immunoglobulin profile in infants at high risk for allergy. In: *Allergy* 64 (3), S. 484–487.

Høst, A.; Halken, S.; Muraro, A.; Dreborg, S.; Niggemann, B.; Aalberse, R. et al. (2008): Dietary prevention of allergic diseases in infants and small children. In: *Pediatric Allergy and Immunology* 19 (1), S. 1–4.

Hsu, N.-Y; Wu, P.-C; Bornehag, C.-G; Sundell, J.; Su, H.-J (2012): Feeding Bottles Usage and the Prevalence of Childhood Allergy and Asthma. In: *Clinical and Developmental Immunology* 2012 (10), S. 1–8.

Jäger, L.; Vieths, S. (2008): 8. Nahrungsmittelallergien. In: L. Jäger und K. Beyer (Hg.): Nahrungsmittelallergien und -intoleranzen. [Immunologie - Diagnostik - Therapie - Prophylaxe]. 3. Aufl. München ;, Jena: Elsevier, Urban & Fischer, S. 111–220.

Järvinen, K. M.; Chatchatee, P. (2009): Mammalian milk allergy: clinical suspicion, cross-reactivities and diagnosis. In: *Current Opinion in Allergy and Clinical Immunology* 9 (3), S. 251–258.

Jean, R. (2011): Assessment and management of atopic eczema in children. In: *Nursing Standard* 26 (1), S. 48–56.

Jin, Y.-Y; Cao, R.-M; Chen, J.; Kaku, Y.; Wu, J.; Cheng, Y. et al. (2011): Partially hydrolyzed cow's milk formula has a therapeutic effect on the infants with mild to moderate atopic dermatitis: a randomized, double-blind study. In: *Pediatric Allergy and Immunology* 22 (7), S. 688–694.

Keller, M. D.; Shuker, M.; Heimall, J.; Cianferoni, A. (2012): Severe Malnutrition Resulting from Use of Rice Milk in Food Elimination Diets for Atopic Dermatitis. In: *Israel Medicinal Association Journal* 14, S. 40–42.

Kim, J. S.; Nowak-Węgrzyn, A.; Sicherer, S. H.; Noone, S.; Moshier, E. L.; Sampson, H. A. (2011): Dietary baked milk accelerates the resolution of cow's milk allergy in children. In: *Journal of Allergy and Clinical Immunology* 128 (1), S. 125–131.

Kim, J. Y.; Kwon, J. H.; Ahn, S. H.; Lee, S. I.; Han, Y. S.; Choi, Y. O. et al. (2010): Effect of probiotic mix (Bifidobacterium bifidum, Bifidobacterium lactis, Lactobacillus acidophilus) in the primary prevention of eczema: a double-blind, randomized, placebo-controlled trial. In: *Pediatric Allergy and Immunology* 21 (2), S. 386–393.

Koletzko, S.; Niggemann, B.; Friedrichs, F.; Koletzko, B. (2009): Vorgehen bei Säuglingen mit Verdacht auf Kuhmilchproteinallergie. In: *Monatsschr Kinderheilkd* 157 (7), S. 687–691.

Kopp, M. V.; Hennemuth, I.; Heinzmann, A.; Urbanek, R. (2008): Randomized, Double-Blind, Placebo-Controlled Trial of Probiotics for Primary Prevention: No Clinical Effects of Lactobacillus GG Supplementation. In: *Pediatrics* 121 (4), S. 850–856.

Kramer, M. S.; Kakuma, R. (2009): Optimal duration of exclusive breastfeeding. In: *Paediatrica* 20 (5), S. 13–15.

Kummeling, I.; Thijs, C.; Huber, M.; van de Vijver, L. P. L.; Snijders, B. E. P.; Penders, J. et al. (2008): Consumption of organic foods and risk of atopic disease during the first 2 years of life in the Netherlands. In: *British Journal of Nutrition* 99 (03).

Kurowski, K.; Boxer, R. W. (2008): Food allergies: detection and management. In: *American Family Physician* 77 (12), S. 1678–1686.

Lack, G. (2008): Epidemiologic risks for food allergy. In: *Journal of Allergy and Clinical Immunology* 121 (6), S. 1331–1336.

Lee, J.; Seto, D.; Bielory, L. (2008): Meta-analysis of clinical trials of probiotics for prevention and treatment of pediatric atopic dermatitis. In: *Journal of Allergy and Clinical Immunology* 121 (1), S. 116–121.

Lien, T. Y.; Goldman, R. D. (2011): Breastfeeding and maternal diet in atopic dermatitis. In: *Canadian Family Physician* 57, S. 1403–1405.

Lifschitz, C. (2008): Is There a Consensus in Food Allergy Management? In: *Journal of Pediatric Gastroenterology and Nutrition* 47, S. 58–59.

Linnamaa, P.; Savolainen, J.; Koulu, L.; Tuomasjukka, S.; Kallio, H.; Yang, B. et al. (2010): Blackcurrant seed oil for prevention of atopic dermatitis in newborns: a randomized, double-blind, placebo-controlled trial. In: *Clinical & Experimental Allergy* 40 (8), S. 1247–1255.

Loss, G.; Apprich, S.; Waser, M.; Kneifel, W.; Genuneit, J.; Büchele, G. et al. (2011): The protective effect of farm milk consumption on childhood asthma and atopy: The GABRIELA study. In: *Journal of Allergy and Clinical Immunology* 128 (4), S. 766–773.

Lowe, A. J.; Hosking, C. S.; Bennett, C. M.; Allen, K. J.; Axelrad, C.; Carlin, J. B. et al. (2011): Effect of a partially hydrolyzed whey infant formula at weaning on risk of allergic disease in high-risk children: A randomized controlled trial. In: *Journal of Allergy and Clinical Immunology* 128 (2), S. 360–365.

Lowe, A. J.; Thien, F. C. K.; Stoney, R. M.; Bennett, C. M.; Hosking, C. S.; Hill, D. J. et al. (2008): Associations between fatty acids in colostrum and breast milk and risk of allergic disease. In: *Clinical & Experimental Allergy,* S. 1745–1751.

Mehr, S. S.; Kakakios, A. M.; Kemp, A. S. (2009): Rice: a common and severe cause of food protein-induced enterocolitis syndrome. In: *Archives of Disease in Childhood* 94 (3), S. 220–223.

Michail, S. K.; Stolfi, A.; Johnson, T.; Onady, G. M. (2008): Efficacy of probiotics in the treatment of pediatric atopic dermatitis: a meta-analysis of randomized controlled trials. In: *Annals of Allergy, Asthma & Immunology* 101 (5), S. 508–516.

Mišak, Z. (2011): Symposium II: Infant and childhood nutrition and disease Infant nutrition and allergy. 70th Anniversary Conference on 'Nutrition and health: from conception to adolescence'. In: *Proc. Nutr. Soc.* 70 (04), S. 465–471.

Munche-Borowski, C.; Kopp, M.; Imke Reese, I.; Sitter, H.; Werfel, T.; Schäfer, T. (2009): Allergy Prevention. Clinical Practice Guideline. In: *Deutsches Ärzteblatt International* 106 (39), S. 625–631.

Mutius, E. von (2012): Maternal farm exposure/ingestion of unpasteurized cow's milk and allergic disease. In: *Current Opinion in Gastroenterology* 28 (6), S. 570–576.

Mutius, E. von; Vercelli, D. (2010): Farm living: effects on childhood asthma and allergy. In: *Nat Rev Immunol* 10 (12), S. 861–868.

Nentwich, I.; Pazdírková, A.; Lokaj, J.; Szepfalusi, Z.; Hrstková, H. (2009): Säuglingsernährung und atopische Dermatitis – eine prospektive Beobachtungsstudie. In: *Klin Padiatr* 221 (02), S. 78–82.

Nermes, M.; Kantele, J. M.; Atosuo, T. J.; Salminen, S.; Isolauri, E. (2011): Interaction of orally administered Lactobacillus rhamnosus GG with skin and gut microbiota and humoral immunity in infants with atopic dermatitis. In: *Clinical & Experimental Allergy* 41 (3), S. 370–377.

Ngamphaiboon, J.; Chatchatee, P.; Thongkaew, T. (2008): Cow's Milk Allergy in Thai Children. In: *Asian Pacific Journal of Allergy and Immunology* (26), S. 199–204.

Ngatu, N. R.; Okajima, M. K.; Yokogawa, M.; Hirota, R.; Takaishi, M.; Eitoku, M. et al. (2012): Anti-Allergic Effects of Vernonia amygdalina Leaf Extracts in Hapten-Induced Atopic Dermatitis-Like Disease in Mice. In: *Allergol. Int.* 61 (4), S. 597–607.

Niggemann, B. (2012): Pädiatrische Besonderheiten der Nahrungsmittelallergie bei Kindern. In: *Hautarzt* 63 (4), S. 288–293.

Ninonuevo, M. R.; Bode, L. (2008): Infant Formula Oligosaccharides Opening the Gates (for Speculation). Commentary on the article by Barrat et al. on page 34. In: *Pediatric Research* 64 (1), S. 8–10.

Notenboom, M. L.; Mommers, M.; Jansen, E. H. J. M.; Penders, J.; Thijs, C. (2011): Maternal fatty acid status in pregnancy and childhood atopic manifestations: KOA-LA Birth Cohort Study. In: *Clinical & Experimental Allergy* 41 (3), S. 407–416.

Nowak-Wegrzyn, A.; Bloom, K. A.; Sicherer, Scott H.; Shreffler, W. G.; Noone, S.; Wanich, N.; Sampson, H. A. (2008): Tolerance to extensively heated milk in children with cow's milk allergy. In: *Journal of Allergy and Clinical Immunology* 122 (2), S. 342–347.

Nowak-Wegrzyn, A.; Fiocchi, A. (2009): Rare, medium, or well done? The effect of heating and food matrix on food protein allergenicity. In: *Current Opinion in Allergy and Clinical Immunology* 9 (3), S. 234–237.

Nwaru, B. I.; Erkkola, M.; Ahonen, S.; Kaila, M.; Haapala, A. M.; Kronberg-Kippila, C. et al. (2010): Age at the Introduction of Solid Foods During the First Year and Allergic Sensitization at Age 5 Years. In: *Pediatrics* 125 (1), S. 50–59.

O' Connor, N. R. (2009): Infant Formula. In: *American Family Physician* 79 (7), S. 565–570.

Osborn, D. A.; Sinn, J. (2009a): Formulas containing hydrolysed protein for prevention of allergy and food intolerance in infants (Review). In: *The Cochrane Library* (1), S.1-3.

Osborn, D. A.; Sinn, J. (2009b): Probiotics in infants for prevention of allergic disease and food hypersensitivity (Review). In: *The Cochrane Library* (1), S. 1–3.

Özmert, E. N.; Kale-Cekinmez, E.; Yurdakök, K.; Sekerel, E. B. (2009): Determinants of allergic signs and symptoms in 24-48-monthold Turkish children. In: *The Turkish Journal of Pediatrics* 51, S. 103–109.

Palmer, D. J.; Sullivan, T.; Gold, M. S.; Prescott, S. L.; Heddle, R.; Gibson, R. A.; Makrides, M. (2012): Effect of n-3 long chain polyunsaturated fatty acid supplementation in pregnancy on infants' allergies in first year of life: randomised controlled trial. In: *British Medical Journal* 344, S. 1-11.

Pfefferle, P. I.; Büchele, G.; Blümer, N.; Roponen, M.; Ege, Markus J.; Krauss-Etschmann, S. et al. (2010): Cord blood cytokines are modulated by maternal farming activities and consumption of farm dairy products during pregnancy: The PASTURE Study. In: *Journal of Allergy and Clinical Immunology* 125 (1), S. 108–115.

Pohlabeln, H.; Mühlenbruch, K.; Jacobs, S.; Böhmann, H. (2010): Frequency of Allergic Diseases in 2-Year-Old Children in Relationship to Parental History of Allergy and Breastfeeding. In: *J Investig Allergol Clin Immunol* 20 (3), S. 195–200.

Prel, J.-B. du; Röhrig, B.; Blettner, M. (2009): Kritisches Lesen wissenschaftlicher Arbeiten, Teil 1 der Serie zur Bewertung wissenschaftlicher Publikationen. In: *Deutsches Ärtzeblatt* 106 (7), S. 100-105.

Rancé, F. (2008): Food allergy in children suffering from atopic eczema. In: *Pediatr Allergy Immunol* 19 (3), S. 279–284.

Ressing, M.; Blettner, M.; Klug, S. J. (2010): Auswertung epidemiologischer Studien, Teil 11 der Serie zur Bewertung wissenschaftlicher Publikationen. In: Deutsches *Ärtzeblatt* 107 (11), S. 187-192.

Robert Koch-Institut (Hrsg), Bundeszentrale für gesundheitliche Aufklärung (2008): Erkennen - Bewerten - Handeln: Gesundheit von Kindern und Jugendlichen in Deutschland. 2.2 Allergische Erkrankungen, S. 15–20.

Rozé, J.-C; Barbarot, S.; Butel, M.-J; Kapel, N.; Waligora-Dupriet, A.-J; Montgolfier, I. de et al. (2012): An α-lactalbumin-enriched and symbiotic-supplemented v. a standard infant formula: a multicentre, double-blind, randomised trial. In: *British Journal of Nutrition* 107 (11), S. 1616–1622.

Rzehak, P.; Koletzko, S.; Koletzko, B.; Sausenthaler, S.; Reinhardt, D.; Grübl, A. et al. (2011): Growth of infants fed formula rich in canola oil (low erucic acid rapeseed oil). In: *Clinical Nutrition* 30 (3), S. 339–345.

Saito, K.; Yokoyama, T.; Miyake, Y.; Sasaki, S.; Tanaka, K.; Ohya, Y.; Hirota, Y. (2010): Maternal meat and fat consumption during pregnancy and suspected atopic eczema in Japanese infants aged 3-4 months: The Osaka Maternal and Child Health Study. In: *Pediatric Allergy and Immunology* 21 (1), S. 38–46.

Sala-Vila, A.; Miles, E. A.; Calder, P. C. (2008): Fatty acid composition abnormalities in atopic disease: evidence explored and role in the disease process examined. In: *Clinical & Experimental Allergy* 38 (9), S. 1432–1450.

Schofield, J.; Grindlay, D. W. H. (2009): Skin conditions in the UK: a health care needs Assessment. Hg. v. Centre of Evidence Based Dermatology. University of Nottingham, U. K., S.1-146.

Scholtens, PAMJ; Alliet, P.; Raes, M.; Alles, M. S.; Kroes, H.; Boehm, G. et al. (2008): Fecal secretory immunoglobulin A is increased in healthy infants who receive a formula with short-chain galacto-oligosaccharides and long-chain fructo-oligosaccharides. In: *Journal of Nutrition* 138 (6), S. 1141-7.

Schouten, B.; van Esch, B. C..; Hofman, G. A.; van Doorn, S. A.; Knol, J.; Nauta, A. J. et al. (2009): Cow Milk Allergy Symptoms Are Reduced in Mice Fed Dietary Synbiotics during Oral Sensitization with Whey. In: *Journal of Nutrition* 139 (7), S. 1398–1403.

Schouten, B.; van Esch, B. C.; Kormelink, T. G.; Moro, G. E.; Arslanoglu, S.; Boehm, G. et al. (2011): Non-digestible oligosaccharides reduce immunoglobulin free light-chain concentrations in infants at risk for allergy. In: *Pediatric Allergy and Immunology* 22 (5), S. 537–542.

Sherman, P. M.; Cabana, M.; Gibson, G. R.; Koletzko, B. V.; Neu, J.; Veereman-Wauters, G. et al. (2009): Potential Roles and Clinical Utility of Prebiotics in Newborns, Infants, and Children: Proceedings from a Global Prebiotic Summit Meeting, New York City, June 27-28, 2008. In: *The Journal of Pediatrics* 155 (5), S. S61–S70.

Shibata, R.; Kimura, M.; Takahashi, H.; Mikami, K.; Aiba, Y.; Takeda, H.; Koga, Y. (2009): Clinical effects of kestose, a prebiotic oligosaccharide, on the treatment of atopic dermatitis in infants. In: *Clinical & Experimental Allergy* 39 (9), S. 1397–1403.

Sicherer, S. H.; Burks, A. W. (2008): Maternal and infant diets for prevention of allergic diseases: Understanding menu changes in 2008. In: *Journal of Allergy and Clinical Immunology* 122 (1), S. 29–33.

Simpson, E. L.; Keck, L. E.; Chalmers, J. R.; Williams, H. C. (2012): How should an incident case of atopic dermatitis be defined? A systematic review of primary prevention studies. In: *Journal of Allergy and Clinical Immunology* 130 (1), S. 137–144.

Sinn, J.; Osborn, D. A. (2010): Primary prevention with hydrolysed formula: does it change natural onset of allergic disease? This editorial discusses the findings of the paper by Berg et al. [10] pp. 627–636. In: *Clinical & Experimental Allergy* 40 (4), S. 534–535.

Snijders, B. E.P; Thijs, C.; van Ree, R.; van den Brandt, P. A. (2008): Age at First Introduction of Cow Milk Products and Other Food Products in Relation to Infant Atopic Manifestations in the First 2 Years of Life: The KOALA Birth Cohort Study. In: *Pediatrics* 122 (1), S. 115–122.

Soh, S. E.; Aw, M.; Gerez, I.; Chong, Y. S.; Rauff, M.; Ng, Y. P. M. et al. (2009): Probiotic supplementation in the first 6 months of life in at risk Asian infants - effects on eczema and atopic sensitization at the age of 1 year. In: *Clinical & Experimental Allergy* 39 (4), S. 571–578.

Spergel, J. M. (2010): From atopic dermatitis to asthma: the atopic march. In: *Annals of Allergy, Asthma & Immunology* 105 (2), S. 99–106.

Spieldenner, J.; Belli, D.; Dupont, C.; Haschke, F.; Iskedjian, M.; Nevot Falcó, S. et al. (2011): Partially Hydrolysed 100% Whey-Based Infant Formula and the Prevention of Atopic Dermatitis: Comparative Pharmacoeconomic Analyses. In: *Ann Nutr Metab* 59 (s1), S. 44–52.

Suh, J.; Lee, J. H.; Cho, J.; Yu, J.- S.; Kim, J. et al. (2011): Natural Course of Cow's Milk Allergy in Children with Atopic Dermatitis. In: *J Korean Med Sci* 26 (9), S. 1152–1158.

Szajewska, H.; Horvath, A. (2010): Meta-analysis of the evidence for a partially hydrolyzed 100% whey formula for the prevention of allergic diseases. In: *Curr Med Res Opin* 26 (2), S. 423–437.

Tesse, R.; Paglialunga, C.; Braccio, S.; Armenio, L. (2009): Adequacy and tolerance to ass's milk in an Italian cohort of children with cow's milk allergy. In: *Ital J Pediatr* 35 (1), S. 19.

Thijs, C.; Müller, A.; Rist, L.; Kummeling, I.; Snijders, B. E. P.; Huber, M. et al. (2011): Fatty acids in breast milk and development of atopic eczema and allergic sensitisation in infancy. In: *Allergy* 66 (1), S. 58–67.

Thygarajan, A.; Burks, A. W. (2008): American Academy of Pediatrics recommendations on the effects of early nutritional interventions on the development of atopic disease. In: *Current Opinion in Pediatrics* 20 (6), S. 698–702.

Vandenplas, Y. (2010): Infant Formula with Partial Protein Hydrolysates: Evidence and Remaining Questions. In: *Journal of Pediatric Gastroenterology and Nutrition* 50 (4), S. 356–358.

Vrese, M.; Schrezenmeir, J. (2008): Probiotics, Prebiotics, and Synbiotics. In: *Adv Biochem Enging/ Biotechnol* 111, S. 1–66.

Watkins, J. (2010): Atopic eczema: diagnosis and management. In: *Nurse Prescribing* 8 (5), S. 207–214.

Watkins, J. (2012): Diagnosis and treatment of atopic eczema in children and adults. In: *Practice Nursing* 23 (9), S. 450-458.

Werfel, T.; Erdmann, S.; Fuchs, T.; Henzgen, M.; Kleine-Tebbe, J.; Lepp, U. et al. (2009): Vorgehen bei vermuteter Nahrungsmittelallergie bei atopischer Dermatitis. Approach to suspected food allergy in atopic dermatitis. Leitlinie der Arbeitsgruppe Nahrungsmittelallergie der Deutschen Gesellschaft für Allergologie und klinische Immunologie (DGAKI), des Ärzteverbandes Deutscher Allergologen (ÄDA) und der Gesellschaft für pädiatrische Allergologie (GPA). In: *Journal der Deutschen Dermatologischen Gesellschaft* 7 (3), S. 265–271.

Wichmann, K.; Heratizadeh, A.; Werfel, T. (2012): Nahrungsmittelallergie bei atopischer Dermatitis. In: *Hautarzt* 63 (4), S. 315–324.

Wickens, K.; Black, P. N.; Stanley, T. V.; Mitchell, E.; Fitzharris, P.; Tannock, G. W. et al. (2008): A differential effect of 2 probiotics in the prevention of eczema and atopy: A double-blind, randomized, placebo-controlled trial. In: *Journal of Allergy and Clinical Immunology* 122 (4), S. 788–794.

Williams, H.; Stewart, A.; Mutius, E. von; Cookson, W.; Anderson, H. R. (2008): Is eczema really on the increase worldwide? In: *Journal of Allergy and Clinical Immunology* 121 (4), S. 947–954.

Yang, Y.W; Tsai, C.L; Lu, C.Y (2009): Exclusive breastfeeding and incident atopic dermatitis in childhood: a systematic review and meta-analysis of prospective cohort studies. In: *British Journal of Dermatology* 161 (2), S. 373–383.

Zachariassen, G.; Faerk, J.; Esberg, B. H.; Fenger-Gron, J.; Mortensen, S.; Christesen, H. T.; Halken, S. (2011): Allergic diseases among very preterm infants according to nutrition after hospital discharge. In: *Pediatric Allergy and Immunology* 22 (5), S. 515–520.

Zutavern, A.; Brockow, I.; Schaaf, B.; Berg, A. von; Diez, U.; Borte, M. et al. (2008): Timing of Solid Food Introduction in Relation to Eczema, Asthma, Allergic Rhinitis, and Food and Inhalant Sensitization at the Age of 6 Years: Results From the Prospective Birth Cohort Study LISA. In: *Pediatrics* 121, S. 44–52.